楽しみを諦めない！

腎臓病・透析
ポジティブ生活

内村英輝
UCHIMURA

幻冬舎MC

はじめに

Ciao a tutti! Piacere di conoscervi!（こんにちは！　そして、はじめまして！）「ネフロン博士」の内村英輝と申します。普段は腎臓専門医として、慢性腎臓病（ＣＫＤ）の患者さん、そして透析患者さんの相談・治療に日々あたっています。

ネフロン（nephron）という言葉はあまりなじみがないかもしれませんが、平たくいえば腎臓の最も重要な働きを担う、最小単位の構造物のことです。ネフロンは主に「糸球体」という毛細血管がたくさん毛糸玉のように丸まったものと「尿細管」という尿が通過するぐにゃっと曲がった水道管のようなものが組み合わさって構成されており、私たちの身体をきれいにしてくれる働き者です。一つの腎臓には、このネフロンが約１００万個存在します。

現代は文明が高度に発達し、日常生活が格段に便利になった一方で、高塩分・高カロリー・高脂肪の、身体にあまりよくない食品が私たちの身の回りにあふれています。自動車、スマートフォン、自動掃除機などの発明は極端な運動不足を招き、過度なストレスも社会問題となっています。慢性腎臓病の方はもちろん、健診で異常と診断されていない方々もしっかりと健康意識をもって日々の暮らしに注意を払わないと、あっという間に健康を損ないかねません。これらの脅威に、我々はどう立ち向かえばよいのでしょうか。

そのヒントは、ヨーロッパ最古の大学の一つといわれる、イタリアのサレルノ医学校(Scuola Medica Salernitana)にある「明るい気持ち(l'animo lieto)・休息(la quiete)・ほどよい食事(la dieta moderata)は、文字どおり、あなたの医者になる」という教えにあります。この3つの要素は、この本のメインテーマでもあります。

私は文化や風土はもちろん、作曲家プッチーニのような陽気な人が多いイタリアという国が大好きです。そんなイタリアには「il riso fa buon sangue(笑うことは良い血を作る)」ということわざがあります。これは、笑顔で楽観的に過ごすことがストレスを減らし、健康で長生きする秘訣《ひけつ》であるという意味です。

私はこれまで病気になり笑顔を失ってしまった多くの患者さんに出会ってきました。笑顔を失うことで生きる気力を失い、病気に立ち向かう力までなくしてしまう人はとても多いと感じています。

腎臓病が進行し、やがて透析を導入せざるを得なくなる段階になると、どうしてもネガティブな思考に陥ってしまいます。「おいしいものが食べられない」「旅を楽しめない」「趣味もできなくなる」「仕事を辞めなければならない」と、まるでこの世の終わりのように嘆く患者さんもいます。この本を読んでくれている人のなかにも、そんな気持ちの人がいるかもしれません。ですが、Non mollare mai!（どうかあきらめないで！）

確かに、透析治療には時間的な拘束や食事制限があります。しかし、日常生活のすべての楽しみがなくなるわけではありません。栄養バランスを考えつつ食べたいものをおいしく楽しむことができますし、趣味や旅行、仕事と透析治療を両立させることも可能です。

腎臓病、特に透析患者さんと多く向き合ってきた経験からぜひとも伝えたいことは、人工透析を始めたからといって人生が終わるわけではないということです。むしろ、新しい可能性を見つけ、自分自身の健康と向き合うチャンスだと私は考えています。透析治療を通して健康の大切さや家族とのつながりを再確認することで、より充実した人生を送ることもできます。人工透析のスタートは、新たな人生のスタートでもあるのです。

私は皆さんに、腎臓病に対する正しい知識や心構えをもってもらいたい、そして透析を導入せざるを得なくなった患者さんには、人工透析を第2の人生の始まりととらえ、笑顔で充実した生活を前向きに送ってもらいたいと思い、本書を執筆しました。

この本では、慢性腎臓病の患者さん、また、透析をこれから受けることになる患者の皆さんに、少しでも快適な日常生活を送ってもらうために大事なことを記しています。全体として特に透析治療に重きをおいていますが、慢性腎臓病はどのステージにおいても、根底に流れる重要なポイントが共通しているため、すべての慢性腎臓病の患者さんに有用な内容です。

腎臓病や透析治療の基本的な知識から日常生活の工夫、前向きに生きるためのヒントまで、本書のなかで幅広く取り上げています。確かな科学に基づく臨床医学を背景に、私自身の経験や患者さんとの関わりから得た知見をもとに、実践的なアドバイスをたくさん盛り込んでいます。医学専門用語は最小限にとどめ、できるだけ分かりやすい内容を心がけました。ぜひ音楽でも聴きながら、寝転んで気楽にお読みください。

腎臓病、そして透析治療と向き合う新たな一歩を、一緒に踏み出しましょう。

Adesso c'è l'apertura!（さあ、開幕だ！）

楽しみを諦めない！　腎臓病・透析ポジティブ生活　目次

［第3章］ La《ラ》 tecnologia《テクノロジア》 di《ディ》 dialisi《ディアッリシ》 giapponese《ジャッポネーゼ》 è《エ》 la《ラ》 migliore《ミリオーレ》!（日本の透析技術は世界一！）
最先端の医療技術と充実した制度《システム》を知ってＱＯＬを上げよう！

[第4章] Il《イル》 riso《リーソ》 fa《ファ》 buon《ブォン》 sangue《サングエ》!(笑いは良い血を作る！)

楽しみを諦めない！　ポジティブな毎日を力強く楽しもう！

[第1章]

Adesso《アデッソ》 c'è《チェッ》 l'apertura《ラペルトゥーラ》!
(さあ、開幕だ!)
人工透析=「人生まだまだこれから!」と前を向こう

「腎臓病ですね」「透析治療が必要です」と言われたら……

「なんとなく調子が悪い」「体が重い、だるい」――頭痛や腹痛など、症状がはっきり分かるものだけでなく、体の不調が気になって病院を訪れる人は少なくありません。

病名や原因が分からないのはとにかく不安なものですが、さまざまな検査の結果「腎臓に問題があります。透析が必要になるかもしれません」と言われても、なかなか実感が湧かないと思います。「透析」という言葉のインパクトが強過ぎて、大きなショックを受け、詳しいことは何も分からないままに「もうだめだ」という気持ちになってしまうようです。

そもそもほとんどの人は腎臓病に対する知識がありませんし、慢性腎臓病が進行するとやがては透析治療が必要になるということも、どこかで聞いたことがある、程度の認識しかないと思います。まさか自分がそんなことになるなどとは考えたこともなく、突然、透析治療が必要だと告げられても、すぐに受け入れられないのは無理もないことです。

患者さんのなかには、病気から目を背けることでこれまでの日常がずっと続くと考えて治療自体を拒んだり、今までの不摂生や、かかりつけ医のアドバイスを無視して検査や治療をしなかったことなどを後悔し、ひどく落ち込んで家族に対して感情的になったりする人がいるという話も聞かれます。さらには治療を遅らせたり、途中でやめてしまったりするケースもあります。

しかしその恐怖のもととなっているのは、腎臓病や透析に対する誤ったイメージや正しい知識の不足に過ぎません。医師から透析治療が必要だと言われると「もう治らない」「趣味も何もできなくなる」というような悲観的な考えにどうしても陥りがちですが、現代の透析治療は以前に比べて格段の進歩を遂げており、健康な状態にかなり近い生活を送れるようになっています。

もちろん定期的に通院して透析を続けなければなりませんが、今では透析時に刺す針の痛みも劇的に緩和され、透析中も映画を見たりテレビゲームをしたり音楽を聴いたりしてリラックスした時間が過ごせるようにさまざまな工夫が施されています。

腎臓病、透析治療に関する正しい知識をもち、適切な治療を受ければ何も恐れることはなく、しっかりと治療をしていけば、楽しく人生を続けていくことができるのです。

透析治療はつらくて怖いもの？

それでも患者さんにとっては、治療のための食事制限と定期的な通院治療はつらいものです。透析は、腎臓の機能が低下した患者さんが、専用の機器を使って体内の老廃物や余分な水分を排出するための治療法ですが、それだけでは体内に入る過剰な成分を十分に除去できないため、食事によってしっかりとコントロールすることが必要になります。

最も代表的な食事の制限が塩分です。透析が必要になると、治療以前よりも味付けを薄くしたり、塩やしょうゆを使う量を大幅に減らしたりなど、食事にも細心の注意を払う必要が生じ、病状によっては塩分だけではなくカリウム（K）やリン（P）などの摂取も注意しなければなりません。

人間にとって毎日の食事は、ただの栄養補給の手段ではなく、好物を味わう喜び、家族や友人と一緒に楽しむコミュニケーションツール、あるいは食材の変化によって季節の移ろいを味わう行為でもあります。

ところが透析治療が必要になり、塩分やカリウム、リンなどの摂取を制限されると、今まで楽しみだった食事が突然「我慢しなければならないもの」に変わってしまうと感じる方がたくさんいます。食事は人生を彩る大きな喜びの一つですから、食べるものを制限しなければならないとなった患者さんは大きなストレスを感じます。「もう以前のように好きなものを食べられない」という失望感を抱いたり、家族や友人と一緒に食事を楽しむことができないと思い込んで孤独感を強くしたりするのかもしれません。

また、透析治療によって家族に迷惑をかけてしまうのではないかと心配する人もいます。透析治療は患者さん本人の体力を奪い、それなりに時間の制約があるため、影響が家族にも及び、日常生活が大きく変わってしまうと思うからです。

例えば、透析治療を受けるための定期的な通院や、治療後の疲労に対するサポートの必要性を考えると、どうしても家族の協力が不可欠です。家族にかける負担を考えて治療自体に罪悪感をもってしまい、さらに落ち込みに拍車をかけてしまいます。

このように透析治療への不安や恐怖を感じてしまうと、治療のスタートを先延ばしにしたいと考える患者さんも出てきます。定期的な通院や長時間の透析治療をわずらわしいと感じたり、食事制限や水分制限、体調の管理などを負担に感じたりして、治療に踏み出すのをためらうようです。

また、一生涯治療を継続しなければならないという事実がプレッシャーになって「治療を始めたら、もう元の生活には戻れない」と恐れるあまり、現実から目を背けてしまいます。さらに「透析治療を受けていることを周りに知られたくない」「病人として見られたくない」といった感情も、治療を躊躇《ちゅうちょ》する原因となります。

しかし、多くの方がイメージする、つらく苦しい治療はすでに過去のものとなりました。治療技術や食事制限、そしてＱＯＬ（生活の質）に関する研究はここ数年で大きな進化を遂げ、患者さんへの負担は以前とは比べものにならないほど軽減しています。

もちろん治療前に比べれば、暮らしのなかで制限されることは確かにあります。しかしたとえ透析治療を受けていても、健康な時と同じようにできることは想像以上に多いのです。治療を継続しながら食事や旅行を楽しむこともできますし、スポーツだって無理のない範囲で楽しめます。治療に必要ないくつかのポイントさえ守れば、透析をしながら生活を楽しむことができるということをぜひ知ってほしいと思います。

透析治療は新たな人生の始まり

透析治療は海外では今から100年ほど前に誕生し、日本では1950年代から取り組まれるようになりました。透析治療がなかった時代なら、腎不全を患った患者さんはもはや死を受け入れるしかない状況でした。老廃物などを除去する腎臓の機能は、人間が生きるためになくてはならない機能であるため、もしも私たちが100年前に生まれていたとしたら、腎臓病の進行は人生の終わりを意味します。

ところが、現代では透析技術の飛躍的な進歩により、多くの患者さんの命が救われるようになりました。治療機器や薬品の進歩に加え、治療に関する知見も大きく広がり、食事面においても日常生活においても、健康な段階での生活とさほど変わらないQOLを保てるようになっています。

そうはいっても多くの患者さんは、治療前の健康な状態を思い「透析治療によって失うもの」に目を向けがちです。透析自体が人生におけるマイナスだと考えてしまうのは仕方のないことだと思いますが、それでも私は、失うものよりも「治療を通じて得られるもの」に目を向けてほしいのです。

透析治療には確かにさまざまな制約が必要です。しかし、視点を変えてみるとそれさえクリアすれば以前と同じ生活も送れるだけでなく、透析によって新たな発見もあります。

例えば、透析を行っている時間を、忙しい日常のなかでのリラックスタイムとして利用することもできますし、減塩食や減塩レシピは自分だけでなく、家族の健康にとっても役立つものとなります。なにより自身の体調を気遣うようになり、より健康な生活を意識するようになることが大きな発見だと思います。

慢性腎臓病で最も進行してしまったステージ5（透析治療開始の基準）になることが「死を意識すること」だとすれば、透析治療は「新たな生を意識すること」です。透析治療をマイナスと考えずに、人生をリセットする機会としてプラスに考えてもらえたら、より豊かな人生を手に入れられると考えています。

透析生活は、決して人生の終わりではなく、新たなステージの始まりです。透析を始めたことで体調が回復し、再び自分らしい生活を取り戻すことができる患者さんは少なくありません。再び仕事に戻ることができたり、趣味を楽しむ余裕が生まれたり、家族との時間を大切にできるようになるなど、さまざまな可能性が広がります。

透析治療を受けながら生活を楽しむための考え方として特に重要なのは「今、この時を大切にする」ことです。治療によって健康な体を維持しながら生活を楽しむことは、透析患者さんにとっての新たな希望です。だからこそ「透析を受けなければならない」という否定的な見方ではなく「透析を受けることで、新たな人生のページをめくる」という明るく前向きなとらえ方をぜひともしてほしいと思います。

そのためにも、現代の進化した透析治療の状況と、食事の工夫をはじめとする、治療に必要な正しい知識を得ることが必要です。過去のつらく苦しい治療ではなく、人生を楽しみながら快適に続けられる最新の透析治療を知ってもらいたいと思っています。

透析を始めた瞬間から、どの患者さんも再び人生を楽しみ、これまでと違った方法で人生を彩ることができるはずです。透析治療によって、今までの生活に変化が生じることはあるかもしれませんが、それは「終わり」ではなく「始まり」の象徴なのです。

[第2章]

I《イ》 reni《レーニ》 sono《ソーノ》 gli《リ》 addetti《アデッティ》 alle《アッレ》 pulizie《プリツィエ》 del《デル》 corpo《コルポ》!
（腎臓は体の中の掃除屋さん！）
腎臓の働きと慢性腎臓病、人工透析について知ろう

命を支える腎臓の働き。ネフロンとは？

体の中にある臓器といわれたら、真っ先に思い浮かぶのは心臓や脳ではないかと思います。心臓は血液を全身に送るポンプの役割を果たしていることから、非常に重要だと認識されています。驚いたときに使われる言い回しで「心臓が止まるかと思った」や「心臓に悪い」などがあるように、心臓は私たちにとって生命の維持に直結しているイメージが定着しています。脳もまた思考や感情、体の機能などをコントロールする司令塔としての役割があり、私たちの命を支える重要な臓器として知られています。

これに対して腎臓は、その重要性があまり知られていないかもしれません。多くの人は腎臓について「尿を作るための臓器」というような認識しかしていないようですが、それは誤解です。実は腎臓は血圧のコントロールや貧血、骨の状態まで調整するなど、生命維持のために極めて重要な働きをしているのです。

極めて重要なことを意味する「肝腎要《かんじんかなめ》」という言葉があります。これは肝臓と腎臓は人体にとって極めて重要な部位であることから出てきた言葉とされています。

腎臓の働きを担うネフロン

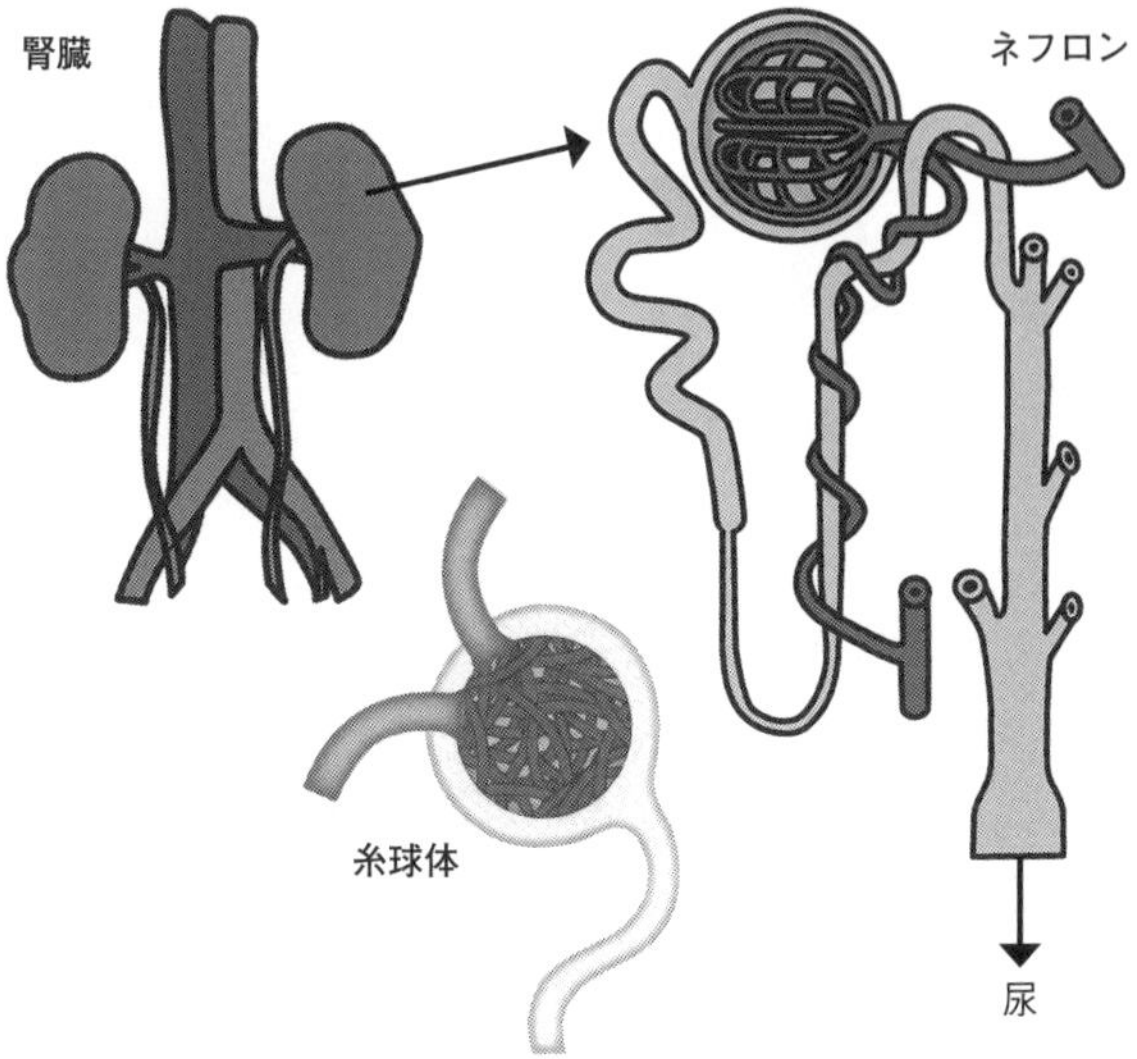

イラスト提供：協和キリンメディカルサイト

そもそも腎臓とはどのような臓器かというと、ちょうど腰の上あたりに左右一つずつあるソラマメ状の臓器です。大きさは握りこぶしくらいで、重さは約130gです。

腎臓の働きの基本は、心臓から送られてきた血液をフィルターに通して血液中の老廃物や余計な水分を尿として体外に排出することです。

腎臓の主な働きには老廃物の排出や水分量のコントロー

ル、血圧の調整などがありますが、なかでも代表的なのが老廃物の排出です。私たちがご飯を食べて、それを消化すると体内で代謝され、必要な栄養素は体の中に取り込まれて血や肉となります。

しかし、このとき同時に体の中で使うことができない不要なもの、つまり老廃物（主に窒素化合物）も多く出ます。老廃物が体に溜まっていくと、さまざまな影響が出て命に関わります（尿毒症）。そのため、人間の体はこの老廃物を尿として体外に排出しています。体中の老廃物を除去して体内の環境を整えてくれることから、腎臓は体の中の「掃除屋さん」などと呼ばれることもあります。

科学的にもう少しだけ高度な言い方をすると、ヒトは、食事で摂った栄養素（主に炭水化物、脂質、タンパク質）を燃やしエネルギー源にしています。このうち炭水化物と脂質は、炭素（C）、水素（H）、酸素（O）で構成され、燃えて水（H_2O）と二酸化炭素（CO_2）になり、CO_2という不要物は肺から外に出されます。しかし、タンパク質はCとHとOのほかに窒素（N）も多く含んでいます。タンパク質の最小単位はアミノ酸で、「アミノ」とは「窒素（N）を含む」という意味です。アミノ酸は体内で分解されると有毒なアンモニア（NH_3）を生じますが、このNH_3濃度が一定以上にならないよう、細胞で生じたNH_3は血液中に排出されたあと、肝臓に到達し、NH_3にCO_2とATP（アデノシン三リン酸）を反応させ、シトルリン、さらにアルギニンを経由して、毒性の弱い尿素に変換して尿中に排出します（尿素サイクル）。まとめると、タンパク質の代謝過程で生じた有毒なアンモニアを、肝臓での尿素サイクルで、毒性の少ない尿素という老廃物に変換合成し、腎臓で作った尿に溶かして体外へ排泄《はいせつ》することで、我々ヒトの身体は健康に保たれているのです。

次に、水分量のコントロールも重要な働きです。私たちが生きていくために水分は欠かせないものであり、人体は成人男性で約6割が水分などともいわれています。水分が不足すると脱水症になって体への悪影響が出ますが、反対に過剰でもリスクがあります。体の中に水分が溜まっていくと、むくみが生じたり心臓に負担がかかったりするからです。そのため、不要な水分を尿として排出して体内の水分量を適正に保つのも腎臓の重要な役割です。

さらに、腎臓には血圧をコントロールする役割もあります。腎臓ではいくつかのホルモンが作られていますが、そのうちの一つが血圧を調節するためのホルモンです。血圧は高過ぎても低過ぎても体に影響がありますが、その血圧を一定に保つ働きをする重要なホルモン（レニン）が腎臓で作られているのです。そのためなんらかの理由によって腎臓の機能が低下すると、このホルモンが乱れて高血圧になったりすることがあります。

この3つが代表的な働きですが、これに加えて貧血や骨を丈夫にすることにも腎臓は重要な役割を果たしています。血液（赤血球）は、腎臓から出るホルモン（エリスロポエチン）の刺激を受けて作られます。そのため、腎臓の働きが低下すると赤血球を作るエリスロポエチンが減少し、血液が十分に作られなくなって貧血になることがあります。貧血というと鉄分不足によるものというイメージが強いかもしれませんが、腎臓の病気で貧血になることもあるのです。

そして、骨を強くすることにも腎臓は関係しています。骨を丈夫にするというと多くの人がカルシウム（Ca）をイメージすると思いますが、カルシウムだけではなくビタミンDの働きも重要です。腎臓はカルシウムを体内に吸収するために必要なビタミンDを活性化させることで、骨を丈夫にする役割も果たしています。このように腎臓は生命活動を維持するために、いくつもの重要な働きをしている臓器なのです。

また、腎臓の働きを理解するときに忘れてはならないのがネフロン（nephron）です。腎臓という握りこぶし大の臓器において、形態学的には最小にして、生理学的には最大の機能をもつ、非常に精巧な構造物です。ネフロンは「糸球体」と呼ばれる球状の部分と、それに続く「尿細管」と呼ばれる細長い管がセットになっています。腎臓一つにつき約100万個ずつのネフロンがあり、私たちの体には合計200万個のネフロンが存在するとされています。糸球体は、細い毛細血管が毛糸の球のように丸まってできていることからそう呼ばれています。心臓から流れ込んできた血液がこの糸球体を通ることで、老廃物が濾過《ろか》されて尿のもと（原尿）になります。

糸球体で濾過された原尿は、健康な人では1日に約150リットルにもなるといわれています。しかし、実際に体外へ排出される尿は約1・5リットルなので、99%は体内で再吸収されています。この再吸収する働きを担っているのが、尿細管です。原尿には老廃物以外にアミノ酸やブドウ糖、ナトリウム、カリウム、リンなどの体にとって必要な物質も含まれているため、これらを再吸収して体内のバランスを保っています。そして必要な物質を吸収したあとの残り1％が、老廃物を含んだ尿として体外に排出されるのです。

ちなみに、腎臓病学（腎臓内科学とも腎臓学ともいいます）のことを、英語でネフロロジー（nephrology）といいます。すなわち腎臓とは、解剖学的にも生理学的にもネフロンのことを指し、腎臓病学とはネフロンについての学問なのです。文字どおり腎臓内科医（nephrologist）の私は、慶應義塾大学病院勤務時代、寝ても覚めてもネフロン漬けの「ネフロンちゃん」でした。日中は患者さんの診察のあと、診断のため腎生検（エコー下で腎臓に針を刺す検査）を行い、その後検体処理をし、顕微鏡で患者さんのネフロンにどのような病的異常があるのかを形態学的に評価します。病理学の先生と熱い議論を交わし治療方針を決定、夕方からはラット（小さくてかわいいマウスではなく、大きくて怖いネズミです。噛《か》まれると結構痛いのです）の世話をしながら、腎臓病ラットのネフロンの研究をしていました。慶應病院と東京大学医学部附属病院を往復し、顕微鏡をのぞき実験腎炎が改善するか、くまなくネフロンを観察、そのまま朝を迎え、また患者さんのもとへ行っていました。いつ寝ていたのか、当時のことはよく覚えていません。若かったからできたのだと思います。医者の仕事は結局のところ体力勝負です。その私の研究は2005年4月に実を結び、腎臓学では権威のある雑誌（ＪＡＳＮ）に投稿、受理され医学博士号を取得しました（ネフロン大好きな自分のことを私は勝手に「ネフロン博士」と名付けています）。

5人に1人がかかる慢性腎臓病とは?

慢性腎臓病（chronic kidney disease：ＣＫＤ）とは、慢性に経過する腎臓病の総称です。具体的にはタンパク尿や血尿などの尿異常、あるいは腹部超音波、ＣＴなどの検査で腎臓の機能に異常が見られ、その状態が3カ月以上続いている場合に慢性腎臓病と診断されます。また、腎臓の機能が健康な人の60％未満にまで低下した状態も慢性腎臓病に該当します。

腎臓の働きを調べるのに用いる代表的な数値は、血清クレアチニン（Cr）値とeGFR（推算糸球体濾過量）です。血清クレアチニン値は血液中のタンパク質の濃度を調べるもので、この数値が高い場合は腎機能が低下している可能性があります。eGFRは腎臓が1分間にどれくらいの量の原尿を作ることができるかを調べる数値で、この数値が低いほど腎臓の機能が低下している可能性が考えられます。この二つの指標と尿中のタンパク質などによって、腎臓の状態は評価されます。つまり、血清クレアチニン値が高いほど、あるいはeGFRが低いほど腎臓の機能が低下していると診断されることになります。

日本には慢性腎臓病の患者さんが約2000万人いて、成人全体の5人に1人に上ります。年齢を重ねると腎臓の機能はどうしても低下しますから、高齢になるほど慢性腎臓病の患者さんは増えていくことになります。そのため、80代になると患者数は2人に1人まで増加するといわれており、まさに慢性腎臓病は新たな国民病となりつつあります。また、高血圧や糖尿病、コレステロールや中性脂肪値が高い（脂質異常症）、肥満、メタボリックシンドローム、喫煙、家族に腎臓病がいる人などは特にリスクが高いことも分かっています。

慢性腎臓病は、初期には自覚症状はほとんどありませんが、病気が進行していくにつれて少しずつむくみや夜間の尿量の増加、たちくらみ、貧血、疲れやすさ、かゆみなどの症状が出現します。自覚症状が少ないことから、知らず知らずのうちに病気が進行してしまうことがあります。

慢性腎臓病を早く発見するためには、定期的に健康診断を受けて尿や血圧をはじめとしたさまざまな検査をしっかり受けることが重要です。健康診断で特にチェックすべき項目としては、尿タンパクがあります。腎臓の働きが低下して、本来ならば体にとって必要なタンパク質が尿の中に漏れ出てしまい、尿検査で尿タンパクを指摘されることがあります。たかが尿とあなどることなく、健康診断で尿タンパク陽性となったら早めに医療機関を受診して、詳しい検査を受けることが重要です。

尿タンパクに加えて、血清クレアチニン値／eGFRも重要な検査項目の一つです。血清クレアチニンとは、血液の中にある老廃物の一つです。本来ならば、老廃物である血清クレアチニンは尿として体外へ排出されるはずです。しかし、腎臓の機能が低下すると尿として排出されずに、血液の中に蓄積されていきます。そのため、血清クレアチニンの値が高いということは腎臓が適切に働いていないという可能性が考えられます。

慢性腎臓病は、病気の進行度によってステージ（病期）が5段階に分けられていて、ステージに応じて診療計画が立てられます。ステージ1の段階では腎障害はあるものの腎臓の働きは正常の状態で、ステージ2の段階では軽度の腎機能の障害がある状態と考えられます。この段階では回復の余地があるため、医師や管理栄養士に相談しながら糖尿病や高

慢性腎臓病のステージ（病期）

CKDステージ	eGFR	重症度
第1期	≧90	腎障害はあるが機能は正常
第2期	60〜89	軽い機能低下
第3期	30〜59	半分程度の機能低下
第4期	15〜29	重度の機能低下
第5期	<15	腎不全

出典：日本腎臓財団ホームページ

血圧、肥満などの人は生活習慣の改善に取り組んで進行を予防することが重要です。

ステージ3は、腎臓の機能が50％近くにまで低下している状態です。むくみや夜間の頻尿など、自覚症状が出始める人もいます。この段階では原因となる病気の治療と生活習慣の改善に取り組みながら、薬物療法も行います。また、かかりつけ医と相談して腎臓専門医への紹介受診も必要となります。ステージ4は、腎臓の機能が約30％未満にまで低下した状態です。むくみや高血圧、貧血など多様な症状が現れます。この段階では、現状を維持して可能な限り透析導入を遅らせることを目標に、食事療法や薬物療法に取り組むことが必要です。

ステージ5は、腎臓がほとんど機能していない末期腎不全(ESRD：End Stage Renal Disease)の状態と考えられます。この段階になると、透析治療や腎移植などの腎代替療法が必要になります。一度透析治療を始めると、基本的には一生継続しなければなりません。腎臓専門医から十分な説明を受けて、自分に合った治療法を選んでいくことが重要です。

同じステージであっても、患者さんごとに進行度は異なります。また、腎臓を保護するための治療などを行うことで、腎機能が悪化するスピードが緩やかになることもあります。だからこそ、腎臓専門医に相談しながらステージに合った適切な治療を受けることが最も重要なのです。管理栄養士の指導の下で減塩に取り組んで、しっかり血圧をコントロールすることも大切です。

日本で約35万人が透析治療を受けている

日本では、2022年現在で34万7474人の人が透析治療を受けています。透析患者数はこれまで年々右肩上がりに増えていましたが、2021年をピークに減少に転じ、2022年は前年比0・6%減となりました（日本透析医学会「わが国の慢性透析療法の現況〈2022年12月31日現在〉」）。全体の平均年齢は69・87歳で、平均年齢は年々高くなっており、患者さんのボリュームゾーンは男女ともに70～74歳で、70歳未満の患者さんは減少傾向にあります。このことから、日本の透析患者数の増加は70歳以上の患者数の増加によるものであることが分かります。

慢性透析患者さんの原疾患（さまざまな合併症などのもとになる最初の病気）で最も多いのは糖尿病性腎症の39・5％で、次いで慢性糸球体腎炎が24・0％、腎硬化症が13・4％と続いています。糖尿病性腎症とは、糖尿病の合併症として起こる腎臓の病気で、糖尿病の3大合併症（腎症、網膜症、神経症）の一つです。また、慢性糸球体腎炎は糸球体に炎症が起こり、タンパク尿や血尿が出る病気の総称となります。さらに腎硬化症とは、高血圧が原因で腎臓の血管に動脈硬化が起こり、血管が細くなって血液量が低下することで起こる腎臓の病気です。その他に、多発性嚢胞《のうほう》腎・ミトコンドリア腎症などの遺伝性腎疾患もあります。

食事療法や薬物療法を継続しても症状の改善が見られず、病状が進行して末期腎不全に至った場合は、透析治療などの腎代替療法が必要になります。透析治療とは、腎臓に代わって人工的に血液を浄化する治療のことです。透析医療によって生命を維持してある程度まで普通の生活を送ることができますが、腎臓の機能が回復するわけではありません。そのため、基本的には合併症などに気をつけながら生涯透析治療を継続することが必要になるのです。

血液を体外できれいにする血液透析

透析治療には、大きく分けて血液を透析器に通してきれいにして体内へ戻す血液透析と、おなかにカテーテルと呼ばれる管を入れて透析液を出し入れする腹膜透析の2種類があります。このうち、日本で最も多く行われているのは血液透析です。日本では約9割以上の人が血液透析を選択しています。

血液透析は、腕の血管に針を刺して血液を体外に取り出して、ダイアライザーと呼ばれる専用の透析器を通して老廃物を除去したあとに、きれいになった血液を再び体に戻す治療法です。一般的な治療スケジュールとしては週に3回、1回約4時間をかけて実施しますす。多くの場合、患者さんが医療機関に通院して外来治療で実施しますが、一部で在宅血液透析などを選択する人もいます。

血液透析を実施する際には、シャントと呼ばれる血管が重要になります。透析中は、1分間に約200ミリリットルの血液をダイアライザーに流し込む必要があります。しかし、これだけ多くの血液を流し込むためには、多くの血流を流すことができる太い血管が必要になるのです。そこで、手首に近いあたりの腕の動脈と静脈を外科的手術によってつなぎ合わせることで、血管を太くします。この太い血管のことをシャントと呼びます。

通常、シャントは利《き》き腕の反対の腕に作ります。手術でシャントを作ってから、それを透析治療に使えるようになるまでは、手術後半月~1カ月ほどかかることが多いです。そのため、透析を導入することが決まったら、主治医と相談しながらしっかりとスケジュールを考えてシャントの手術を受けることが必要です。

なかには、血管が非常に細かったり動脈との位置の関係によってシャントに適した静脈がなかったりする場合など、自分の血管を使ってシャントを作ることが難しいケースもあります。その場合は、人工血管などを使ってシャントを作ることもあります。

シャントの手術は、局所麻酔をした状態で実施します。入院して行うこともありますが、多くの場合は日帰り手術での対応が可能です。

一度シャントを作ったら、その後は何年、場合によっては何十年など長期にわたって使い続けることになります。しかし、シャントは週に3回、長期にわたって大量の血液が流れるので、トラブルを完全に防ぐことは困難です。例えば動脈と静脈のつなぎ目が狭くなって血液が十分に流れなくなったり、シャントの血管が塞がってしまったりなど、さまざまなトラブルが起こります。

こうした場合には、バルーンカテーテルと呼ばれる風船がついた細長い管であるカテーテルを挿入してシャントを広げたり、薬剤を用いて血栓を溶かしたりする治療を行ったりします。これらの治療法を行ってもトラブルが解消できない場合、新たにシャントを作り直すシャント再建手術が必要になることもあります。

血液透析に対して、自分自身の腹膜に透析液を流して実施するのが腹膜透析です。血液透析では、患者さん自身の血液を体外に取り出してきれいにして戻しますが、腹膜透析では腹部に直接透析液を流し込みます。そして透析液が一定期間、腹腔内に溜まっている間に、腹膜を通して老廃物を透析液に移動させます。その後、老廃物を含んだ透析液を体外へ取り出すことによって血液をきれいにします。

腹膜透析を実施するためには、透析液を出し入れするためのカテーテルを腹腔内に埋め込む手術が必要になります。腹膜透析のスケジュールは、通常は1日4回、朝食時、昼食時、夕食時、就寝前などに実施します。1回あたり30分程度の時間がかかります。

透析患者さんの死因第1位は心不全

透析治療を受けているときには、さまざまな合併症にも注意することが大切です。合併症として考えられるものには心血管系疾患や貧血、不均衡症候群、高血圧、低血圧、感染症など多様なものがあります。

長期的に見たときの合併症としては、心不全や心筋梗塞、脳血管障害などを含む心血管疾患があります。透析患者さんは腎臓病が悪化して亡くなるのではなく、最も多い死因は心不全です。透析患者さんは全身の動脈硬化が進行していることが多く、心血管系疾患を起こすリスクが高いとされています。また、尿を十分に作ることができないため、体に水分が溜まり、血管を流れる血液量が増え、最終的に心臓に負担がかかります。そのためさまざまな心血管系疾患を引き起こす可能性が高くなるのです。心血管系疾患を防ぐには、動脈硬化を予防するなど心臓にかかる負担を小さくするように心がけることが重要です。適切に透析を行ったり、食事療法（薄味にする）、運動療法を組み合わせたりすることによって血圧のコントロールに取り組むことが必要になります。

そのほかにも多くの合併症があります。そのうちの一つが貧血です。貧血の症状としては、疲れやすくなったり手足のだるさを感じたり、階段を上り下りするときの動悸《どうき》や息切れなどが挙げられます。これは、腎臓の機能が低下することで赤血球を作るためのホルモン（エリスロポエチン）の産生・分泌が低下することによって起こります。また、血液中の尿毒素が増加して出血しやすくなったり、赤血球自体の寿命が短くなったりすることも貧血の要因になります。さらには腎不全の状態では腸管から適切に鉄分を吸収できないので、鉄欠乏性貧血のリスクも高まります。内服や注射によって鉄分を補充し、貧血の症状を緩和することもありますが、しっかりと透析治療を受けて血液中の尿毒素を減らしたり、鉄分を多く含む食事など、栄養バランスの取れた食事を意識したりすることも重要になります。

骨やミネラルの代謝異常も起こりうる合併症の一つです。腎臓は、骨を丈夫にすることに関わるミネラルであるリンやカルシウムのコントロールに重要な役割を果たしています。そのため、腎臓の機能が低下している透析患者さんはリンをうまく尿から排出できなかったり、腸管からカルシウムを吸収できなかったりすることによって、骨が弱くなることが知られています。透析患者さんは骨密度の低下などによって、一般の人に比べて骨折しやすいことが分かっているのです。

このほかにも、血液中で余分なカルシウムとリンが結合してできたリン酸カルシウムが関節や筋肉、皮膚、肺、心臓、血管など全身に沈着すること（異所性石灰化）によってさまざまなトラブルが起こります。例えば関節や筋肉の痛み、皮膚のかゆみ、動脈硬化、心筋梗塞、脳梗塞など幅広い合併症が考えられます。こうした合併症のリスクを抑えるためには、定期的に検査をして血液中のリンやカルシウムの値をしっかりとコントロールすることが重要です。同時に、食事療法や薬物療法（内服・注射）も重要になります。

不均衡症候群も透析患者さんに起こりやすい合併症です。透析中から透析終了後12時間以内に頭痛や腹痛、吐き気、嘔吐《おうと》などが起こるものです。透析によって血液中の尿毒素は除去されますが、脳は尿毒素の除去が遅れるため体との間に毒素の濃度差が生じます。すると、脳は尿毒素を薄めようとして水を吸収してむくみ、不快な症状が引き起こされるのです。これは透析に慣れるに従って徐々に起こらなくなることがほとんどです。

血圧の低下も人によって程度の差はあるものの、頻度の高い合併症です。透析治療では体内に溜まった水分を2、3日おきに除去するため、急激に体内の血流量が減少することからどうしても血圧の低下が起こりやすくなります。透析中に低血圧を起こすこともあれば、終了後に立ち上がったときに低血圧による体調不良を起こす場合もあります。対策として、体に余計な水分が溜まらないように減塩などに取り組むほか、十分な時間をかけて透析を行う長時間透析なども有効とされています。

高血圧も透析治療を行ううえで、多くの人に見られる合併症です。塩分や水分を摂り過ぎることで、血管内の水分量が増加し高血圧になりやすくなります（体液量依存性高血圧）。高血圧は動脈硬化や心臓病、脳卒中などのリスクも高めるため、注意が必要です。高血圧を予防するためにも減塩（1日6~7グラム以下が望ましい）や水分摂取のコントロールなどが重要になります。

感染症も気をつけなければならない合併症です。透析患者さんは免疫力が低下していることが多く、感染症にかかるリスクも高くなります。透析時に針を刺す場所から細菌が入って起こるシャント感染や尿路感染のほか、足の傷からの感染（ご自身でも自宅を清潔に保ち、よく足を観察することが重要）、風邪などから引き起こされる肺炎などもあります。食事や運動に気をつけて、日々のストレスを軽減しながら楽しく生きることが感染予防にも重要です。

透析患者さんを支えるチーム医療

透析を始めるときは、1回約4時間の治療を週に3回、それを一生涯続けることに対して不安を感じる方もいると思います。そのようなときは、いつでも私たち医療者に相談して頼ってほしいと思います。Siamo con voi（そばにいます）。また、透析治療は医師、看護師だけではなく、臨床工学技士や管理栄養士、理学療法士、放射線技師、医療事務スタッフ、そして薬剤師と多職種がチームになって患者さんの健康と笑顔を守っています。それはさながらオーケストラのようです。私のクリニックでも医師と看護師だけではなく複数の臨床工学技士や管理栄養士が常駐していて、「Sorriso e Sano（笑顔と健康）」をモットーに日々の診察を行っています。透析治療の面や食事の面など、それぞれの専門職の立場から患者さんを総合的にサポートしています。すべてのスタッフが、患者さんの生命と健康、そして笑顔を保つために不可欠な存在です。

なかでも、臨床工学技士は透析患者さんにとって大きな味方になります。臨床工学技士とは、ひと言で言えば医療機器の管理に関するプロフェッショナルです。あまり知られていないかもしれませんが、臨床工学技士は病院の中のあちこちで活躍しています。

例えば心臓手術では、手術中一時的に心臓の動きを止めて手術をする必要があります。その際には人工心肺装置という心臓の代わりをする装置を使う必要がありますが、これを安全に操作するプロフェッショナルが臨床工学技士です。あるいは心臓カテーテル検査などの介助をすることもありますし、最近では内視鏡関連の手術に立ち会って機械の操作をすることも増えています。

このように、臨床工学技士は多くの分野で活躍していますが、透析治療の分野でも非常に深い関わりをもっています。透析治療を行うためには透析の機械の操作が必要になりますが、それはまさに臨床工学技士がなくては成立しません。また、透析では治療のたびに患者さんの腕に針を刺して血液を循環させることが必要になります。このときの針刺しなどは、看護師だけではなく臨床工学技士も実施します。透析のための針は通常の注射針などよりも太くなっていて、針刺しにもコツが必要です。そのため、患者さんの痛みや負担を軽減するために、ときにエコー（超音波）を使用しながら正確に穿刺《せんし》することなど、臨床工学技士の高い手技・技術が役立つことが多くあります。

臨床工学技士は、透析装置の操作や管理を担当するだけでなく、透析患者さんの不安や悩みに寄り添う重要な存在でもあります。透析治療は長時間にわたり、週に何度も行われるため、患者さんにとっては身体的な負担だけでなく、精神的な不安も大きなものです。臨床工学技士は、そのような患者さんの心に寄り添いながら、機器の操作やメンテナンスを通じて治療の安全を確保しています。

患者さんのなかには週に何度も顔を合わせる臨床工学技士を深く信頼し、まるで家族のようにさまざまなことを話す人もいます。実際に私のクリニックで長く働いている臨床工学技士は、患者さんから治療や生活に関するさまざまな不安や悩みを聞くと言います。患者さんが打ち明ける悩みや不安に対して、臨床工学技士は専門職として安心して治療を受けられるようにサポートすることを心がけています。透析中に何か異常があった場合、迅速に対応することで患者さんの安心感を支えるほか、患者さんが感じる不安や疑問に対して丁寧に説明し、治療に対する理解を深める手助けも行っています。臨床工学技士の存在は、透析治療の「技術的な安心」だけでなく、「心の支え」にもなり、患者さんがリラックスして治療を受けられるような環境作りに大きく貢献しているのです。

さらに、臨床工学技士だけではなく管理栄養士もとても重要な存在です。腎臓病、特に透析治療は食事療法が非常に大切なので、食事のプロフェッショナルである管理栄養士による食事の指導を欠かすことはできません。私たちは、院内での治療から生活面まで、できる限りバックアップできる体制を整えているので、患者さんには安心して治療に取り組んでもらいたいと思います。

[第3章]

La《ラ》 tecnologia《テクノロジア》 di《ディ》 dialisi《ディアッリシ》 giapponese《ジャッポネーゼ》 è《エ》 la《ラ》 migliore《ミリオーレ》!
(日本の透析技術は世界一!)
最先端の医療技術と充実した制度《システム》を知ってQOLを上げよう!

改善されてきた療養環境

かつて、透析治療が必要になったら長生きはできないといわれていました。日本で透析が行われるようになってまだ間もない頃は、透析治療の生存率は今よりも低く、患者さんはさまざまな合併症に苦しむことも多くありました。また、食事や水分摂取の制限などに悩み「透析になったら人生終わりだ」と考える人も少なくありませんでした。

しかし透析治療が導入されて約半世紀が経過し、この間に治療成績は向上し、患者さんを取り巻く療養環境も大きく改善しました。技術の進歩とともに、治療の環境や制度が整備され、透析生活は劇的に改善されています。現在では、透析治療を受けながらも仕事を続けたり、旅行や趣味を楽しんだりする患者さんが増えていて、透析は決して人生の終わりではなく、むしろ新しい生活のスタートとしてとらえられるようになっています。日本透析医学会の発表によると、日本の透析患者さんの年間の粗死亡率は、おおむね9～10％程度で推移していて、諸外国より良い成績を誇っています。

ちなみに粗死亡率とは、ある一定期間の死亡者数をその期間の人口で割った死亡率のことを指しています。年齢調整をしていない死亡率という意味で「粗」が付いています。高齢者の多い地域では高く、若年者の多い地域で低くなる傾向があります。

また、透析患者さんの寿命は年々延びていく傾向にあります。このことは、長く透析治療を受けている患者さんが増えていることからも分かります。同じく日本透析医学会のデータでは、2022年末時点の慢性透析患者さんの平均透析歴は男性が6・91年で女性が8・48年、全体では7・43年となっていました。透析歴5年未満が全体の46・8%を占めていたものの、透析歴20年以上は8・6%、30年以上が2・4%、40年以上が0・4%でした。最長透析歴はなんと52年1カ月と半世紀におよび、10年以上の透析歴をもつ患者さんは27・6%と4分の1以上を占めていました。1992年末には1%に満たなかった透析歴20年以上の患者さんが2022年末には8・6%に達していることから、透析歴が長い患者さんが増加していることが浮き彫りになりました。また、ヨーロッパやアメリカと比べても、日本の透析患者さんが格段に長生きしています。

このように、日本の透析患者さんが年々長生きできるようになっている背景には、医学の

ダイアライザーの仕組み

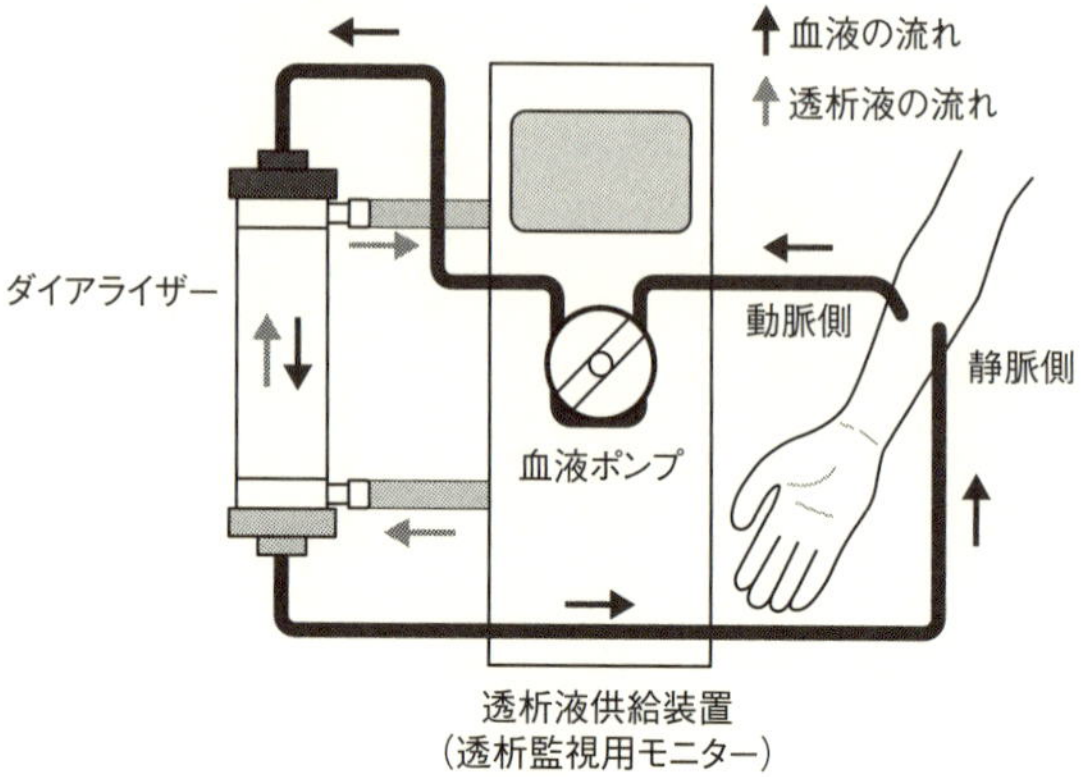

著者作成

進歩や医療機器の進歩や薬剤の進歩、医療システムの充実などさまざまな要因があります。透析治療に必要な医療機器などの進歩として、例えばダイアライザー（人工腎臓）が挙げられます。ダイアライザーとは、透析治療に欠かせない医療機器の一つであり、腎臓に代わって血液を浄化する働きをするものです。

ダイアライザーの内側にはストローのような半透膜の細い管（中空糸）の束が入っていて、この管の内側を血液が流れ、外側を透析液が流れる仕組みになっています。さらに半透膜には無数の小さな穴が空いていて、この穴を通って血液中の過剰な水分や老廃物は透析液側に移動し、同時に血液中に不足している電解質などの成分は、透析液側から血液側に移動します。このような仕組みによって、ダイアライザーを介して血液から過剰な水分や老廃物を除去し、血液を浄化するのです。

透析治療に欠かせないダイアライザーも、これまで大きく進化してきました。世界で初めてダイアライザーが作られたのは1910年代のことです。当時のダイアライザーは動物実験にのみ使用されていて、1930年代～1940年代になってから初めて人間を対象に、臨床で救命に使われるものが登場しました。最初の頃のダイアライザーは非常に大きく、ドラム缶のような形をしていました。そのため持ち運びは困難で、透析の効率も極めて悪いものでした。

透析治療が普及したのは1950年の朝鮮戦争がきっかけです。このとき、戦傷によって急性腎不全になった患者さんの救命のためにダイアライザーを使って透析治療を行い、急性腎不全の死亡率を大きく改善させました。これによって血液透析の有用性が広く知られるようになったのです（印西《いんざい》市立印旛《いんば》医科器械歴史資料館サイトを参考）。

現在のような中空糸を用いたダイアライザーが開発されてからは、透析の効率が飛躍的に向上しました。また、ダイアライザーそのものもどんどん小型化されました。さらに、透析に使う膜の素材も各メーカーが競うように安全性の高い物を開発していきました。このように医療機器は日進月歩で進化し、現在の週3回約4時間の透析で健康を保つことができるようになったのです。

また近年は、従来の血液透析よりも毒素を除去する効率が良いとされる「血液濾過透析（HDF）」も広く普及してきました。血液濾過透析とは、濾過と拡散と呼ばれる現象を組み合わせて、効率良く毒素を除去する透析方法です。従来の血液透析で除去することが困難な毒素を除去できるため、血液透析患者さんに起こりやすい合併症である、かゆみや関節痛、血圧低下、足がつるなどのさまざまな不快な症状が起こりにくいとされています。血液濾過透析は、かつては一部の施設で実施するにとどまっていました。しかし、2012年に正式に保険適用となってからは、広く用いられるようになっていて、私のクリニックでも行っています。

透析治療に関する進化は、ダイアライザーなどの医療機器だけにとどまりません。透析患者さんに対する薬物療法も日々、進化しています。透析患者さんに対する治療で重要なことは、スケジュールどおりに透析治療を受けることや日々の自己管理、食事療養、運動などさまざまにありますが、透析治療だけでは補いきれない部分については薬物療法も重要になります。

透析患者さんは、透析治療だけではコントロールしきれないものを抑えたり、腎不全によって不足するものを補ったり、合併症に対処したりするために複数の薬を服用する必要があります。正しく薬を飲むことで体が楽になったり生活上の制限が楽になったりするなどのメリットがあります。

例えば腎不全による貧血を改善する薬や血中のリンの濃度を下げる薬などがありますが、近年は優れた薬剤が多く開発されています。このことは合併症のリスクが減ったり食事制限を緩める（食事の自由度を高める）ことができたりするなど、透析患者さんの負担を大きく減らすことにつながりました。

針刺しの痛みを著しく緩和する麻酔クリーム

透析治療を実施する際の痛みの緩和も、長年重要な課題とされてきました。透析をする

痛みを緩和する麻酔クリーム

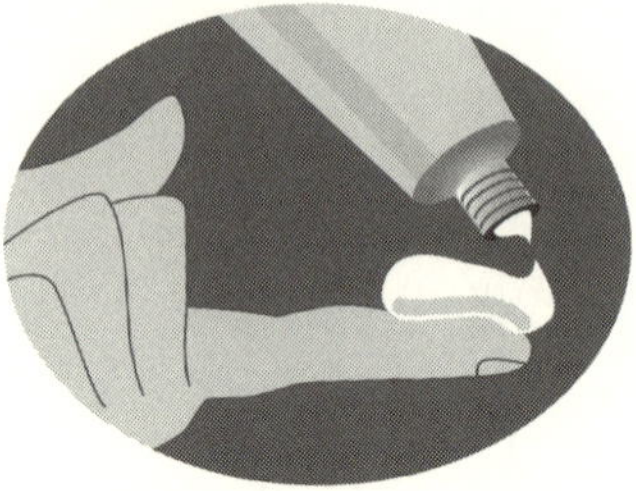

イラスト提供：協和キリンメディカルサイト

際には、通常の予防接種などよりも太い針で毎回刺すことが必要になります。週に3回の透析治療のたびに、太い針を刺さなければならない患者さんの苦痛は非常に深刻で見過ごせない問題です。

痛みとは、単なる感覚にとどまらず、不快な感情を伴って心身の健康を害するものです。だからこそ、医療者は患者さんの痛みを和らげるために取り組むことが求められます。

痛みをいかにして和らげるかについても、透析技術の進化とともに改善されてきました。約80年前にオランダで透析治療がスタートした頃は、麻酔薬を使うこともなく針を刺していました。そのため、治療時の強い痛みが患者さんのＱＯＬを大きく損なっていたのです。

その後、徐々に透析治療における疼痛《とうつう》緩和への取り組みが進んでいき、１９９４年には初めて貼付用麻酔薬が登場しました。これは、針を刺す部分にあらかじめ貼っておくことで痛みを緩和するタイプの局所麻酔薬です。この麻酔薬の登場によって、一定程度痛みを和らげることが簡単にできるようになりました。

その後、長い間このテープタイプの麻酔薬が使用されてきましたが、それでも十分に痛みを抑えることはできませんでした。痛みは、早期にコントロールすることが極めて重要です。なぜなら透析治療時の針刺しのような強い痛みを繰り返されるままに放置すると、脳の神経回路などで痛みの記憶が増強し、痛みに対してますます過敏になり、痛みを感じやすくなるからです。強い痛みを放置すると痛みへの恐怖から眠れなくなったりうつ傾向が出やすくなったりなど、患者さんのQOLが著しく低下します。そのため、より効果的に痛みを緩和できる麻酔薬の登場が期待されていました。

そこで2015年には、複数の麻酔薬の混合物であるクリームタイプの局所麻酔薬が新たに登場しました。この薬は非常によく皮膚に浸透し、痛みの緩和効果が高く期待できるものです。この薬のメリットはいくつもあります。

例えば、皮膚の形や血管の走行に合わせて塗れることや塗る量を調節できること、物理的な刺激による接触性皮膚炎のリスクを低減することなどが挙げられます。接触性皮膚炎とは、皮膚になんらかの物質が触れて、それが刺激になって炎症を起こすことです。かぶ

テープとクリームの効果比較

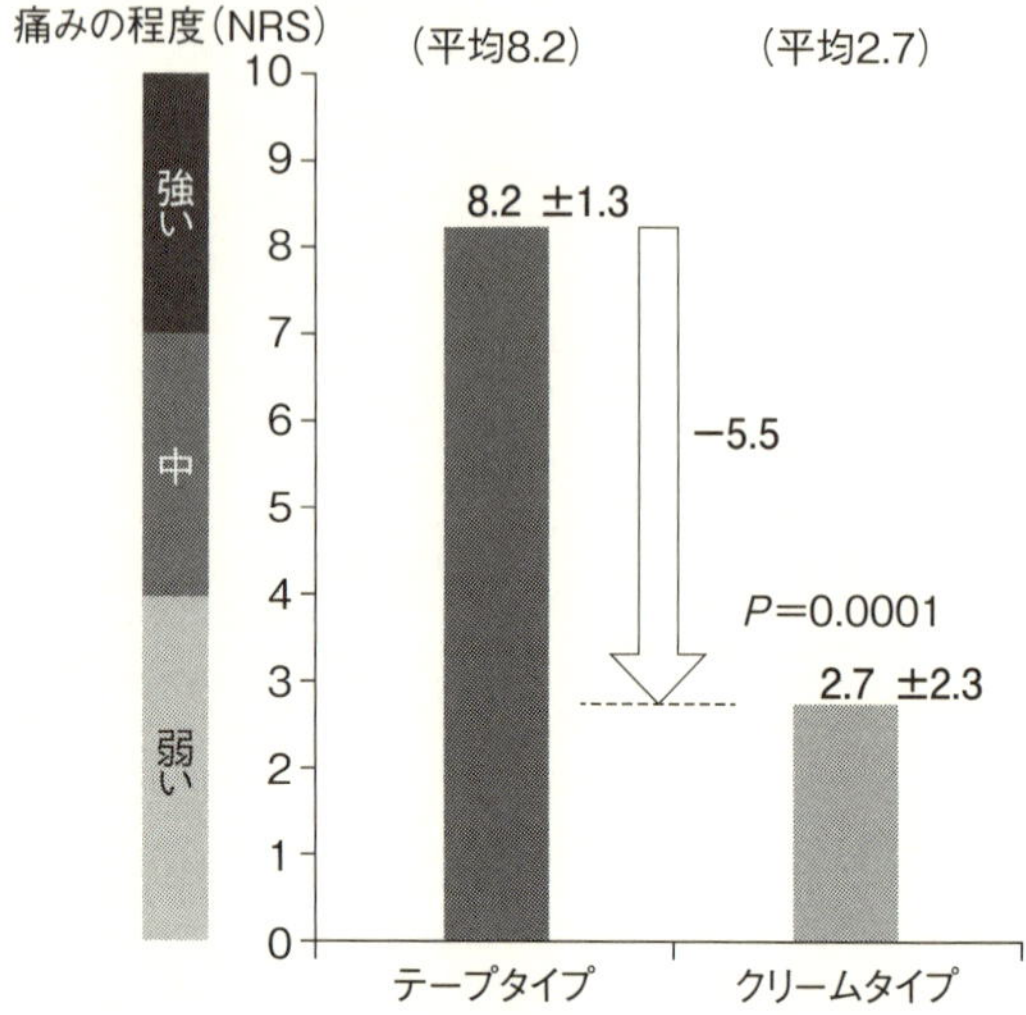

れなどとも呼ばれます。このクリームタイプの局所麻酔薬は、従来の麻酔薬に比べて高い効果が期待できます。

実際に、私のクリニックを受診する患者さんで、従来のテープタイプの麻酔薬では効果が認められなかった患者さんを対象にクリームタイプの局所麻酔薬を使用したところ、痛みを抑える効果が確認できました。痛みのレベルを「0：痛くない」「1～4：軽度の痛み」「4～7：中等度の痛み」「7～10：強い痛み」でレベルを分けて評価したところ、テープタイプの局所麻酔薬では痛みのスコアは平均して8・2でした。これに対してクリームタイプの局所麻酔薬を使用したところ、平均して2・7まで痛みのスコアが低下したのです。

大半の患者さんで痛みの緩和効果が認められ、なかには痛みのレベルが8から0、つまり無痛へと軽減した人もいました。この臨床研究の全容は、日本透析医学会の雑誌に、原著論文として投稿し、受理されています。

このように、時代とともに麻酔薬による痛みのコントロールも進化しています。このままいけば、将来的には完全に無痛で透析治療ができるようになる日も夢ではないかもしれません。

また、透析治療を受ける環境も大きく改善されてきました。例えばプライバシーを重視する患者さんのために、個室を用意する医療機関もあります。透析治療は1回の治療に数時間かかり、その間患者さんは同じ場所で長時間過ごさなければなりません。その間、ほかの患者さんの会話や周囲の音などが気になる患者さんなどに対しては、プライバシーが確保できる個室での対応が喜ばれているのだと思います。

個室までいかなくても、リクライニングチェアを導入したり各ベッドにテレビなどを備えたりなど、患者さんが快適に過ごせるように各医療機関はそれぞれに工夫しています。透析中に自分の好きなテレビ番組を見たり、リラックスできる椅子でゆったりと過ごしたりすることができるため、透析時間の負担感が軽減され、患者さんの満足度が向上します。

治療中に使える無線インターネット（Wi－Fi）や、スマートフォン用の充電設備などを整える医療機関も最近は多くなり、患者さんが透析中に仕事や趣味に集中できるようになっています。これにより、透析治療が生活の負担になるのではなく、むしろ治療時間を有効活用し、充実した時間にすることが可能となっています。例えば、透析中にインターネットを利用して映画を見たり、リモートワークをしたりすることで、治療時間を「自分の時間」として使えるのです。

加えて、治療空間のデザインにもリラックス効果を重視した工夫が施される施設もあります。例えば、自然光が入る透析室や、癒やしの音楽が流れる空間など、治療を受ける時間を少しでもリラックスして過ごせるような配慮がされています。広がる青空や雲の流れ、木々の揺れる様子など、リアルでもバーチャルでも自然の風景を見ると心が落ち着きますし、自然の中に身をおくことはもちろんのこと、窓越しに空を見上げるだけでもリラックス効果が得られるといわれています。

そこで私のクリニックは、患者さんに少しでもリラックスしてもらえるよう、天井に青空や木々の緑、青い海を、屋内にいながら体感できるバーチャルスカイライトを導入しています。

このほかにも、透析患者さん向けの送迎サービスなどを実施している医療機関もあります。透析治療は週に数回、数時間にわたって行われるため、患者さんが定期的に通院する負担は少なくありません。公共交通機関が発達している都会ではあまり問題にならないこともありますが、交通手段が限られる地方などでは医療機関に通う手段がないため、治療が継続できないということも起こります。そのため自分で通院ができない患者さんは家族に送迎してもらうなど、患者さんも家族も負担が大きくなっています。こうした背景から、患者さんのための送迎サービスを提供する医療機関もあります。私のクリニックでも行っています。送迎サービスは自宅や駅などから医療機関まで直接送迎してくれるため、患者さんは治療に通うための移動の心配をすることなく、体調が優れない日でも無理をせずに通院が可能になります。

さらに最近は夜間透析やオーバーナイト透析を行う施設も増え、患者さんが仕事や家庭生活との両立を図りやすい環境が整いつつあります。仕事は経済的な側面だけでなく、社会とのつながりや自己実現の場として重要な役割を果たすため、病気になったからといって完全に仕事を辞めてしまうのではなく、適切な治療と柔軟な働き方を取り入れることで、より充実した生活を送ることが可能になります。

このような療養環境を快適に整えるという配慮は、日本独自のものといえます。海外での透析治療は、腎臓移植を受けるまでのつなぎの治療という認識の国もあり、患者さんができるだけ快適に過ごせるようにという配慮がなされることはあまりありません。その点、日本では各医療機関が努力して患者さんの治療が快適に行えるようにと知恵を絞っています。その結果、患者さんはプライバシーが保たれたりくつろぐことができたり、自分の好きなことができたりなど質の高い療養環境で治療が受けられます。まさしく日本ならではの恵まれた医療環境です。

治療費を抑える助成制度

透析治療の進化は、医療機器や薬剤などの技術面だけではありません。医療制度も大きく変わってきました。大きな変化は治療費の負担です。日本は国民皆保険制度の下に、すべての国民が何らかの健康保険に加入することによって、高額な治療費がかかっても一部の負担金だけで済む仕組みになっています。

この制度が実現する前は、経済的な理由で適切な医療を受けられなかったり、医療機関の受診が遅れたりして治療を受けられずに亡くなる人も大勢いました。医療費が全額自己負担だった時代は、特に低所得者層にとって治療費は大きな負担でした。その結果、病気が重篤化しても治療を受けられず、命を落とすケースが後を絶ちませんでした。

しかし国民皆保険制度ができたことによって、経済的な状況に関係なく、誰もが必要な医療を受けられるようになりました。医療費の自己負担割合は時代とともに変わりますが、現在では高齢者は原則として1割負担（所得に応じて2～3割負担）、現役世代は3

割負担で治療を受けることができます。そのため、透析治療などの長期的な医療を必要とする患者さんでも、高額な医療費を心配することなく治療を受け続けることができます。

また、この保険制度には医療格差を抑える効果もあります。治療費は全国一律で、多くのエビデンスある標準治療が基本的にはどの病院でも同じ価格で受けられるからです。一部地域への集中はあるものの公的医療機関が全国に広く設置されていて、地方や都市部にかかわらず同じように質の高い治療が受けられます。

優れた医療制度の下で、今でこそ負担を軽減して透析治療を受けることができますが、透析治療が日本でスタートした当初からこうだったわけではありません。最初の頃の透析治療費は極めて高額で、治療費を負担できずに治療を受けられない人などが出て大きな問題になったのです。

透析治療が医療保険の対象になったのは、国民皆保険制度ができてから約6年後の1967年のことでしたが、このとき医療費の自己負担がなくなったのはごく一部の人にとどまっていました。一般社団法人全国腎臓病協議会（全腎協）によれば、このとき医療費の自己負担がゼロになったのは会社員や公務員などのみです。会社員に扶養される家族は5割負担、自営業の人などは3割負担でした。これによって、同じ透析治療が必要な患者さんであっても医療費が無料の人と5割負担の人など、患者さんの間で大きな差が生まれてしまったのです。

これには透析治療の医療環境も関係しています。当時は透析治療が必要な患者さんに対して透析機器の数が十分に足りておらず、働き盛りの会社員や公務員の治療が優先されました。透析治療が必要な人が5000人とも1万人ともいわれていて、それに対して透析機器はわずか1500台程度しかなく、圧倒的に不足していました。そのため透析治療は順番待ちの状況が続き、治療開始を待たずに亡くなった人もいたのではないかと推測されます（「腎臓病の患者会の歴史と活動」）。

さらに、極めて医療費が高額という問題もありました。会社員の平均月収が約10万円、大企業の大卒初任給が4万5000円程度だった時代に、透析医療の自己負担率は健康保険の被保険者本人以外は月額9万〜30万円ほどもかかりました。そのため人工透析が必要になった患者さんに関して「金の切れ目が命の切れ目」などとも言われていたのです。自己負担が必要な患者さんは高額な治療費を工面するために、家を売ったり離婚して生活保護を受けたりするなど、悲惨な話が全国で相次ぎました。

非常に高額な治療であり、かつ機器の台数も限られていた透析治療は、会社員や公務員などの被保険者本人しか医療費が無料にならなかったため、1970年頃の患者さんの約8割が男性という結果になってしまいました（日本透析医学会雑誌Vol.34、太田圭洋氏「世界の眼からみた日本の透析と医療保険制度」）。

この問題を受けて、1971年には全国の患者さんが集まって全腎協が誕生しました。全腎協は①人工透析費用を全額国庫負担とする ②透析患者さんを身体障害者として認定する ③全国各地に腎センターを設置する ④長期療養者の治療費などを保障する――の4つを目標に掲げて活動を開始したのです。その後、全腎協ができた翌年の1972年には身体障害者福祉法に基づいて、自立支援医療が人工透析にも適用されることになりました。

透析治療を受けた場合の医療費は、外来血液透析では1カ月あたり約40万円が必要とされています。非常に高額な医療費ですが、実際にはさまざまな医療費の公的助成制度があるため患者さんの自己負担は低く抑えられています。

例えば、透析患者さんが利用できる助成制度の一つが自立支援医療制度です。自立支援医療制度とは「心身の障害を除去・軽減するための医療について、医療費の自己負担額を軽減する公費負担医療制度」です。支給対象は、大きく「精神通院医療」と「更生医療」「育成医療」の3つに分けられます。

精神通院医療は、統合失調症などの精神疾患患者さんが外来診療で治療を受ける際の医療費を支給するものです。これに対して更生医療と育成医療は、「肢体不自由」「視覚障害」「内部障害」を対象に医療費が支給されます。肢体不自由は、関節が固まって動かなくなった人に対して人工関節置換術を実施した場合が対象になり、視覚障害は白内障による水晶体摘出術を実施した場合が対象になります。

内部障害とは、外見からは分からないものの体の中に障害を抱えていることで、人工透析は内部障害に含まれています。人工透析のほかに内部障害に含まれているのは、心臓の機能障害による弁置換術やペースメーカーの埋込術、腎臓機能障害による腎移植です。

また、更生医療と育成医療は主に年齢によって区切られています。更生医療は身体障害者福祉法に基づいて身体障害者手帳の交付を受けた人で、18歳以上が対象です。育成医療は同じく身体に障害を有する人で、18歳未満が対象です。

自立支援制度は、大きく2つの助成制度を設けています。1つ目は、患者さんの負担が過大なものとならないよう、所得に応じて1カ月あたりの負担の上限額を設定するものです。患者さんの自己負担額は原則1割ですが、所得が低い人に対しては上限額を設けています。1カ月あたりの医療費がどれほど高額になったとしても、所得に応じて自己負担額は定額になります。例えば生活保護世帯は0円、低所得世帯（市町村民税非課税世帯）は2500円または5000円などと決まっています。

1カ月あたりの医療費に上限を設けることに加えて、費用が高額な治療を長期にわたって継続しなければならない人を対象とした「重度かつ継続」という仕組みもあります。「重度かつ継続」に該当する人は、自立支援制度の中でさらなる軽減措置も受けられます。週に3回の継続した治療を生涯続けなければならない透析患者さんも「重度かつ継続」の対象となります。

さらに、特定疾病の制度（特定疾病療養受療証）もあります。慢性腎不全など厚生労働省指定の特定疾病によって長期にわたって高額な治療を受ける必要がある人は、申請すれば特定疾病療養受療証の交付を受けることができます。特定疾病療養受療証を提示すると、医療機関ごとに毎月の自己負担限度額は月1万円になります。ただし、70歳未満で所得が上位所得者の場合は、自己負担限度額が2万円になります。

これらに加えて、重度心身障害者医療費助成制度という助成制度もあります。この制度は、重度心身障害者の保健の向上と福祉の増進を図るため、障がいのある人が医療機関などを受診した場合の保険診療における医療費の自己負担額を自治体が助成する制度です。助成を受けるには、あらかじめ受給資格の登録が必要です。身体障害者手帳1級または2級（一部の県では3級まで）の障害のある人が医療を受けた場合に、医療保険や自立支援医療などの自己負担分に対して、各都道府県や市区町村が独自の制度として助成を行うものです。

これらの各種助成制度を活用することで、透析治療に要する医療費の患者さんの負担は低く抑えられています。全腎協のサイトが示すモデルケースによれば、65歳未満で市町村民税額（所得割）が3万3０００円未満の課税世帯の透析患者Aさん（自立支援医療自己負担限度額5０００円）の場合、医療保険の高額療養費の特例給付と自立支援医療による給付、地方自治体の障害者医療費助成制度による給付の組み合わせによって、患者さんが支払う自己負担額はゼロ円になります。

身体障害者手帳のさまざまなメリット

このほかにも、透析治療を受ける患者さんは身体障害者手帳の交付を申請できます。障害者手帳とは、なんらかの障がいによって自立が困難な人や日常生活に支援を必要とする人に対して、自治体から交付される手帳のことです。一般に障害者手帳と呼ばれるものには、「身体障害者手帳」「療育手帳」「精神障害者保健福祉手帳」の3つの種類があります。それぞれの手帳で根拠となる法律は異なりますが、どの手帳をもっている場合でも障害者総合支援法の対象となってさまざまな支援を受けることができます。さらには、自治体などが独自に提供するサービスを受けられることもあります。

身体障害者手帳の交付が受けられるのは、腎臓機能障害による透析患者さんに加えて視覚障害や聴覚障害、肢体不自由、心臓機能障害、呼吸器機能障害、HIV免疫機能障害など全身のさまざまな身体障害が含まれます。

障害者手帳の交付を受けると利用できるサービスは、実にさまざまです。例えば公共交通機関は、多くが割引制度を設けています。JRなどは障害の等級によって割引額が変わっていて、障害の程度が重い第1種障害者とその介助者ならば普通乗車券などが半額になり、障害の程度が比較的軽い第2種障害者などは片道100キロを超える場合などに半額になります。

バスも多くのバス会社が割引制度を用意しています。バス会社によって対象の範囲や割引率はさまざまですが、3割引き程度から、中には障害者手帳をもっている人は無料で乗ることができるバスもあります。飛行機も同様で、多くの航空会社が障害者向けの割引料金を設定しています。国内線を対象に、障害者手帳をもつ本人と介助者などが割引運賃で飛行機を利用できます。タクシーの場合は、身体障害者手帳をもっている人が乗るときは、全国一律で1割引きと決められています。

高速道路の利用についても身体障害者手帳や療育手帳をもっている人を対象に、高速道路料金の半額などのサービスが規定されています。事前に手続きをすることで、一定の条件のもとで障害者本人が運転する場合や本人以外が運転して障害者本人が乗車する場合などに割引が適用されます。

こうした公共交通機関の割引サービスは、透析患者さんにとって非常にありがたいものです。透析治療は週に数回、定期的に通院することが必要ですし、病気の状態によっては体力が低下することもあります。そのようなときに割安な料金で公共交通機関を使うことができれば、安心して日常生活を送ったり病気のための通院をしたりすることができると思います。

さらには税金に関する各種制度もあります。税金の場合は、割引とは言わずに「控除」となります。こちらは障害者手帳の等級などにもよりますが、所得税や住民税、相続税、贈与税など各種の控除があります。また、自治体によっては自動車税などが減免されることもあります。これらの控除制度は、病気や障害のある人が経済的な負担を軽減するための重要な支援となります。特に、透析患者さんのように長期的な治療を続ける必要がある人にとって、控除を活用して税負担を軽減することは、生活の安定にもつながるため重要な制度だといえます。

これらの金銭面での助成制度に加えて、日常生活をサポートしてもらうための介護保険制度などもあります。介護保険は透析患者さんに限らず、高齢になって要介護認定を受ければ利用できるものです。在宅サービスとしてはホームヘルパーによる調理や入浴、掃除、買い物、通院などのサービスを受ける訪問介護や通所介護（デイサービス）、短期入所生活介護（ショートステイ）、訪問看護、訪問リハビリ、車椅子や歩行器などの福祉用具のレンタル、住宅改修工事などがあります。あるいは施設系サービスとしては、介護老人福祉施設（特別養護老人ホームなど）や介護老人保健施設、介護療養型医療施設などがあります。自宅での困りごとや日常生活をサポートしてもらうために、こうした制度は重要になります。

仕事を続けられるサポート制度

そのうえ、仕事に関する制度もあります。仕事に関しては、障害があっても働きたい場合に利用できる制度と、障害によって仕事ができなくなってしまった場合にサポートしてくれる制度との両方があります。

透析をしながらでも仕事を続けることは十分に可能です。例えば夜間透析やオーバーナイト透析などを利用しながら、日中は仕事を行って夜間に治療を受けることもできます。

すでに働いている人の場合、必要に応じて勤務時間の調整や業務内容の見直しを行うことで仕事を続けることが可能です。そのためにも、職場には自分の状況を正確に伝え、柔軟な対応を依頼することも必要になります。

求職中の透析患者さんの場合は、自分の体調に見合った労働条件をしっかりと確認し、雇用主と相談しながら無理のない範囲で仕事を探すことが大切です。今は、リモートワークや短時間勤務など柔軟な働き方が増えてきました。さまざまな選択肢の中から自分に合った働き方を選べるように、雇用主には自分の病状などを正確に伝えなければいけません。

透析治療を受けながら仕事をする場合、障害者雇用で働く選択肢も重要なポイントになります。透析治療を受けて障害者手帳を取得していると、障害者雇用枠で働くことができるようになります。仕事を探すときは、全国にあるハローワークや障害者就労支援センターなどのサポートを受けることができます。

日本の透析患者さんを取り巻く医療環境や制度面でのサポートは充実しています。病気になってしまったのが残念であることは間違いありませんが、視点を変えればこれほど環境も制度も充実していることを知っておいてほしいと思います。使える制度は積極的に活用し、少しでも快適な療養生活を送ってほしいと願っています。

[第4章]

Il《イル》 riso《リーソ》 fa《ファ》 buon《ブォン》 sangue《サングエ》!
(笑いは良い血を作る!)
楽しみを諦めない!
ポジティブな毎日を
力強く楽しもう!

工夫して楽しい人生を！

透析治療が必要になったときに多くの人が感じることは「自分はもう人生の喜びを味わうことができないのだろうか」という絶望感です。透析患者さんには食事制限や週に3回の透析治療による時間などさまざまな制約があるため、このように感じることは無理もないことです。しかし、それは誤りです。実際には、透析治療がスタートしたからといって人生の喜びを諦める必要などまったくありません。工夫すればいくらでも、趣味や生きがいを継続することはできるからです。

さまざまな喜びを我慢してしかめ面で治療を受けるよりも、やりたいことをやってハッピーな笑顔で治療を受けたほうが心身にとってはるかに大きなメリットがあります。医師や看護師、臨床工学技士、管理栄養士は、患者さんが喜びを諦めずにどうすれば治療を継続できるかを考えることも重要な役割の一つだと考えています。

食事は塩分抑えて、カロリーしっかり

腎臓病の治療、とりわけ透析治療がスタートしたときに制約と感じることの一つが食事です。食事は生きる喜びの一つであり、おいしいものを食べることは多くの人にとって日々の幸せの源ですから、それができなくなったと嘆く気持ちはよく分かります。確かに腎臓病になったり透析治療が必要になったりすると、食事制限がかかることが多く、それまでとまったく同じように食事をとることは難しいかもしれません。また、塩分やカリウム、リンなどの気をつけなければいけない栄養素がいくつかありますから、不安を感じるのは当然です。

しかし、Non rinunciare alla gioia di mangiare（食事の楽しみを諦める必要はありません）。制限の範囲内で楽しめるレシピはさまざまにありますし、調味料の工夫によって味を損なわずに減塩する工夫も数多くあるからです。外食や惣菜を選ぶ際にも、ちょっと意識をするだけで摂取する塩分量を大きく減らすことができます。

慢性腎臓病・透析患者さんは塩分やカリウム、リンなどの摂取を控える必要があります

が、その一方でエネルギーとなる食物をしっかり取ることもとても重要です。治療を受けながら健康を維持するためには、栄養状態を良好に保つことが欠かせないからです。エネルギー不足になると、その不足分を補うために体内のタンパク質（窒素が豊富）が分解されて最終的に老廃物（窒素化合物）になってしまいます。老廃物が増えるとそれだけ体外に排出（排尿）、または透析で除去しなければならないもの（血中の尿素窒素）が増えるので、慢性腎臓病や透析治療にとってもデメリットになります。

また、エネルギーが不足して筋力が低下すると、低栄養状態になってフレイルやサルコペニアなどのリスクが高まります。フレイルとは加齢とともに心身の活力が低下した状態（虚弱）のことであり、要介護状態と自立した状態の中間にある状態を指しています。多くの場合、フレイルを経て要介護状態へと進むため、フレイルを予防することは介護予防に重要です。

一方サルコペニアとは、加齢によって筋肉量が減ったり筋力が低下したりすることを指します。サルコペニアになると、歩いたり立ち上がったりという日常生活の基本的な動作に影響が生じて、介護が必要になったり、転倒しやすくなったりします。また、さまざまな病気の重症化などにも影響するとされており、近年注目が集まっています。

歩かなくなると全身の血液の循環が悪くなり、腎臓・心臓・脳をはじめとした体の重要臓器の機能低下、また、免疫力の低下による感染症の誘発にもつながり、体調不良を起こすのです。体、特に下半身を動かして、筋肉を目覚めさせることが大切です。座りっぱなし、寝っぱなしはやめましょう。ジッとするのは避け、横になっていても、立っていても、ちょこちょこと手足を動かすことを意識します。筋肉の目覚めは、生命の目覚めにそのまま直結するのです。周りに頼り過ぎず（周りの家族も手を貸すのは必要最小限にしましょう）、「自分のことはできるだけ自分でやる」と今すぐ決意しましょう。そういう人は、いつも若々しく、内側からの力強さや美しさで輝いている、と医師の私は感じます。

フレイルにしてもサルコペニアにしても「食べること」と「運動すること」がとても重要です。若い頃はメタボリックシンドロームを心配してダイエットに励んでいたような人であっても、高齢になればむしろ低栄養によるフレイルやサルコペニアを心配する必要が出てきます。だからこそ、塩分などは控えながらも3食しっかり食事を取ることが大切です。低栄養を防いで健康でいるためにも、減塩をはじめとするさまざまな知識を身につけながらおいしく楽しく食事の喜びを味わってほしいと思います。
慢性腎臓病、透析患者さんが気をつけなければならないものの代表に、塩分がありま す。薄味は、慢性腎臓病の食事療法においての、まさに一丁目一番地です。命に関わる合併症を起こさずに快適に毎日を過ごすには、塩分量のコントロール方法を知っておくと安心です。なぜ塩分の取り過ぎが慢性腎臓病、透析治療にとって良くないかというと、塩分を過剰に摂取すると血液が濃くなり、その結果のどが渇いて水分の過剰摂取につながるからです。

ちまたでは健康のために1日2リットルの水を飲みましょうなどという情報も流れていますが、慢性腎臓病、透析患者さんにとっては必ずしも当てはまりません。健康な成人の尿量は1日当たり1リットル～1・5リットル程度だとされています。しかし、腎臓の機能が低下している患者さんは排出できる尿量が減っていき、重症例ではまったく尿を作ることができないケースもあります。そのため尿で排出できないまま水分だけを多く摂ってしまうと、体の中に過剰な水分が溜まってしまい、透析するときに体から取り除くべき水の量を増やさなければならなくなってしまいます。

取り除く水の量を増やすといっても、簡単ではありません。なぜなら、限られた時間で生理的限界を超えた量の水を取り除くと、血圧低下や気分不快などの体調不良を起こすことがあるからです。一方で、余分な水分を十分に取り除かないで体内に蓄積させたままにすると、さまざまな不調が起こります。心臓に余分な水が溜まれば、うっ血性心不全につながり呼吸困難となります。また、過剰な体液量により血圧上昇（体液量依存性高血圧）、それに伴う脳梗塞、心筋梗塞などのリスクも高まることになります。つまり慢性腎臓病、透析患者さんが安全に療養生活を過ごすためには、塩分量を適切にコントロールし、その結果として摂取する水分量も適切に保つことが必要になるのです。

しかし、実は日本人は諸外国と比べて塩分摂取量が多いことが分かっています。「日本人の食事摂取基準（2020年版）」によれば、食塩相当量としての目標量は、成人1人1日当たり男性7・5グラム未満、女性では6・5グラム未満と設定されています。なお、高血圧や慢性腎臓病（CKD）の重症化予防のための食塩相当量の量は、男女とも6・0グラム未満とされています。

これに対して実際の食塩摂取量はどうなっているかというと、食塩摂取量の平均値は

10・1グラムであり、男性が10・9グラム、女性が9・3グラムと目標量を大きく上回っています。約10年前の2009年は男性が11・6グラム、女性は9・9グラムだったので、10年でやや減少傾向にあるとはいえますが、それでもまだまだ高いのが現状です(厚生労働省「2019年国民健康・栄養調査結果の概要」)。なお食塩摂取量を年代別に見ていくと、男女ともに60代が最も摂取量が多くなっていました。男性は11・5グラムで男性の全年齢平均より0・6グラム多く、女性は10・0グラムで同じく0・7グラム多くなっていました。

WHO(世界保健機関)も食塩摂取量の目標値を公表していますが、それは厚生労働省の目標量よりもさらに厳しく1日当たり5グラム未満です。つまり、日本人はWHOの推奨量の約2倍の食塩を摂取していることになります。これはオーストラリアの6・2グラム、カナダの8・5グラム、イギリスの8・6グラム、アメリカの9・0グラムなどと比べても高く、日本のみが2桁台と突出しています(厚生労働省「健康的で持続可能な食環境戦略イニシアチブについて」)。

日本人の食塩摂取量が多い理由のひとつとして、私たちが伝統的に食べている和食が挙げられます。もちろん、和食を中心とした食生活が健康に良いことは言うまでもありません。一汁三菜を基本とする和食は理想的な栄養バランスといわれていて、健康にとっても大いにメリットがあります。また、動物性油脂が少ない食事なので、日本人の長寿や肥満防止に役立っているといわれています。

その一方で、みそやしょうゆをはじめとする伝統的な調味料や、漬物や干物といった昔ながらの保存のきく加工食品には塩分が多いことなどから、日本人の食塩摂取量は多くなってしまっています。和食は確かに健康に良い食事ですが、安心していると食塩の取り過ぎという思わぬ落とし穴にはまってしまうかもしれません。

香辛料や酢を使って減塩に成功

日本人の食生活は放っておくと塩分過多になりがちです。だからこそ、慢性腎臓病、透析患者さんやその家族は減塩の工夫を知っておくことが大切です。日々の食事の塩分を抑える方法はさまざまにあります。そのうちの一つが調理の際に香辛料を使うことです。料理をするときには調味料が欠かせませんが、代表的な調味料を表す言葉に「さしすせそ」

というものがあります。これは主に和食を作るときに、「さしすせそ」の順番で調味料を入れるとおいしくできるということを意味した語呂合わせです。

「さ」は砂糖、「し」は塩、「す」は酢、「せ」はしょうゆ、「そ」はみそのことです。しょうゆは、昔は「せうゆ」と書かれていたことからこの語呂合わせになったようです。これらは基本の調味料ですが、塩もしょうゆもみそもどれも透析患者さんには要注意なアイテムです。使い過ぎると、塩分過剰になってしまうからです。

しかし、単純に使う塩やしょうゆの量を減らすだけだと、薄味で味気ない料理になってしまいます。そうしたときにおいしく料理を仕上げてくれるのが香辛料です。香辛料は塩味ではなく辛味や香りを加えることによって味覚を刺激し、少量でも料理に風味をつけられるため、満足感のある味わいを引き出すことができます。

減塩に役立つ香辛料は、こしょうや七味唐辛子、山椒《さんしょう》、わさび、にんにく、しょうが、しそ、みょうが、西洋ハーブなど非常に多くの種類があって、料理に味わいをもたらしてくれます。

こしょうなどは非常にポピュラーな香辛料で、ブラックペッパーやホワイトペッパーなどさまざまな種類があり、それぞれに味わいがあります。また、細かく粉砕したパウダー状のものか粗びきかなど、粒の大きさでも風味が異なります。改めてそれぞれの特徴を見てみると、香辛料を変えてみるだけで驚くほど違う味を楽しめることが分かると思います。

同様に唐辛子も実に種類が豊富です。いわゆる鷹の爪に代表される赤唐辛子も実は非常に多くの種類があります。ししとうなどに代表される青唐辛子もあります。意識して探してみると、普段買い物をしているスーパーなどでも複数の唐辛子が売られていることに気づくかもしれません。

日本の香辛料だけではなく、海外でよく使われるハーブなどまで取り入れてみたら料理の味はより多彩になります。日常的に使うパセリなどもハーブの一種ですし、バジルやミントなどは多くの人になじみがあると思います。私が好きなイタリア料理でも、パスタやピザ、肉料理にローズマリーやオレガノ、タイム、セージなど多くのハーブを使っていて、非常においしく食べることができます。

これまで香辛料やハーブなどにあまり興味がなかった人も、ぜひ一度身近な店でどのような香辛料が手に入るのか見てみてほしいと思います。香辛料を使うのが楽しくなれば、その分だけ塩分量を減らすことができて体の負担を減らすことができるからです。

ただし、ここで一つだけ気をつけなければならないことがあります。それは、こしょうといってもよくある「塩こしょう」など、塩とこしょうがセットになっている商品は、こしょうだけではなく塩も含まれているため塩の代わりに使ったとしても塩分量を減らすことにはつながりません。

似たような商品はほかにもあります。例えばゆずこしょうなども同様です。これは柚子と唐辛子、そして塩を加えた調味料なので、こしょうと名前はついていますが塩も含まれています。名前からは一見して塩以外の調味料や香辛料のように見える商品でも、実は塩分が含まれているものはよくあります。購入するときは、パッケージの裏の原材料名をしっかり確認することも大事です。あるいは栄養成分表示などを確認すると、その商品にどれくらい食塩が入っているかが分かります。購入するときに裏の成分表などをちょっと確認するのを習慣にできれば、長い目で見て塩分量を大きく減らすことにつながります。

香辛料を活用することに加えて、酢も減塩には非常に有効な調味料です。酢はそれ自体には塩分が含まれていないだけではなく、料理の味を引き立たせる効果が期待できます。

薄味メニューでも少量の酢を加えることで、物足りなさが和らいでおいしく食べることができます。酢の物や酢漬けなど、酢を取り入れたメニューは数多くあります。あるいはいつもの料理に、味が変わらない程度の少量の酢をかけて食べるのも良いと思います。

塩分が多い料理である漬物をピクルスに置き換えるのも良い方法です。ピクルスとは、酢やさまざまな調味料に野菜などを漬け込んだものです。西洋版の漬物といえば、イメージしやすいかもしれません。

ピクルスの作り方は簡単です。酢と水を混ぜた液に砂糖とごく少量の塩を入れて、鍋で一煮立ちさせます。一煮立ちさせた酢と水を保存容器に入れて、そこにきゅうりやにんじん、大根、セロリ、赤パプリカ、黄パプリカなど好みの野菜を適当なサイズにカットしたものを数時間漬け込んで、味が染みこんできたら食べ頃です。

酢と水の分量などは、好みで自由にアレンジしてもかまいません。酸っぱいのが好みであれば酢を多めにすればよいですし、あまり酸っぱくないほうが好みならば酢よりも水を多めにしたり砂糖を多めにしたりすることもできます。

ここでもハーブや香辛料を活用することで、さらに塩分を控えめにできます。例えば好みに応じてこしょうや鷹の爪、ローリエなどの香辛料やハーブを入れることで、塩をさらに減らして、あるいはほとんど使わずにピクルスを作ることもできます。ぜひ、さまざまな作り方を試して好みのピクルスを見つけてほしいと思います。

ただしここでも気をつけてほしいのは、メーカーがさまざまに販売している酢をベースとした商品には塩分が入っていることがある点です。純粋な酢であれば塩分は基本的に入っていませんが、例えばピクルスなどを簡単に作ることができる調味酢として、あらかじめ酢と砂糖、食塩などがブレンドされている商品があります。このような調味酢は、栄養成分表示を見ると多くの食塩が入っているものがあります。また、あらかじめ塩が入っているので自分で塩分量をコントロールすることができません。

こういう商品を「酢だから食塩ゼロだろう」と思ってどんどん使っていると、気づけば非常に多くの塩分を摂取してしまうことにもなります。自分が使っているのがどのような酢なのか、まずは確認したうえで料理に取り入れてみることも大切です。

出汁《だし》も減塩の強い味方

酢と同様に、出汁を活用して減塩するのも良い方法です。昆布やかつお節を使った出汁にはうま味成分であるグルタミン酸やイノシン酸などが豊富に含まれています。これらのうま味が料理を味わい豊かにして、塩分を控えても満足感のある料理を作ることができます。特に和食には、出汁がもつうま味をベースにした料理が多くあります。出汁を使ったお吸い物やみそ汁などは、少量の塩分でも十分に風味豊かに作ることができます。

出汁にもさまざまな種類があり、それぞれに異なった風味が楽しめます。私たちにとってなじみがある出汁というとかつお節や昆布、煮干しなどがあると思います。かつお節や煮干しにはイノシン酸が多く含まれていて、昆布にはグルタミン酸が多く含まれています。出汁は単体で使ってもいいですし、複数の出汁を一緒に使うこともできます。複数の出汁を使うことで、相乗効果でうま味を引き出すこともできるのです。時間があるときは、ぜひ料理の際に素材から出汁を取ってみてほしいと思います。

料理のたびに出汁などを取るのは面倒くさいと感じる人は、市販の出汁パックが便利です。出汁パックとは、かつおや昆布、煮干しなどの出汁食材を細かく粉砕してパックに入れたものです。ティーバッグのようになっているのでそのまま水に入れて煮出すだけで、手軽に出汁を取ることができます。

あるいは、自分で簡単に出汁を取りたいときに水出しという方法もあります。水出しとは、かつお節や昆布などの素材を、水に漬けて出汁を取る方法です。水出しを取る方法はとても簡単です。出汁の素材と水をポットなどの容器に入れて冷蔵庫に入れ、一晩漬けておきます。すると翌朝にはおいしい出汁ができています。

ただし、ここでも注意したいのは「出汁の素」などとして売られている顆粒《かりゅう》出汁です。顆粒出汁とは、名前のとおり粒や粉末状になっている出汁のことです。水やお湯に溶かすだけですぐに出汁ができるので、料理に使っている人もいると思います。

とても便利ですが、残念ながら顆粒出汁などの多くには塩分が含まれています。顆粒出汁を使うときは、どれくらい塩分が含まれているのか確認することが大切です。

塩分を控えるために、今はさまざまなアイデア商品が発売されているので、そうしたアイテムを使ってみるのも良い方法です。例えば最近では、電気の力で減塩食品の塩味やうま味を増強する減塩箸や減塩スプーンなどが開発・発売されました。これは、電気刺激を用いて塩味を増強する効果を箸やスプーンなどのアイテムに活用し、薄味の減塩食に対する味の満足度を高めることを期待したものです。

開発したメーカーによれば、電気刺激を箸などのデバイスに与えることで、電気刺激を与えないときと比べて塩味が1・5倍程度に増強されるという研究結果が得られたということです。これによって、食塩を30%低減した食事を食べるときでも、通常の食事と同等の塩味を感じられる可能性が示されました。また、減塩みそ汁を使った実験でも塩味の増強効果は確認されたということです。塩味が増強されつつ、コクやうま味などみそ汁全体のおいしさが向上したという意見も得られました（参考：キリンホールディングスプレスリリース2022年4月11日発表「世界初！電気刺激の活用で塩味が約1・5倍に増強される効果を確認」）。

さまざまな減塩アイテムを上手に活用

このほかにも減塩アイテムは、さまざまな商品が売られています。多く売られているのが、家庭で手軽に塩分濃度を測ることができる塩分計です。電子体温計のようなスティックタイプやスプーンタイプ、はかりのように載せて計測するタイプなどがあります。スティックタイプならば先端部分をみそ汁などに浸すだけで、あるいはスプーンタイプならスプーンで液体をすくうだけで塩分濃度を測ることができます。自宅で手軽に塩加減を確認するには、とても便利なアイテムだと思います。

塩そのものの量を減らすだけではなく、みそやしょうゆなどの調味料全体の使用量もしっかり意識したいところです。なぜなら私たちが毎日の食事の中で摂取している食塩の約7割が、調味料からの摂取だといわれているからです（厚生労働省e－ヘルスネット「調味料の上手な使い方」）。これは塩を単独で使っているだけではなく、みそやしょうゆ、ソース、マヨネーズ、ケチャップなどあらゆる調味料に含まれる塩分を食塩に換算した結果です。

調味料に含まれる食塩まで含めて摂取する塩分の量を少しでも減らしていくためには、日々の地道な努力が必要です。塩分摂取量を一気に大きく減らすことは難しいので、少しずつ小さな取り組みを積み重ねていくことが重要です。

しょうゆやソースなどの調味料については、まずはかけ過ぎやつけ過ぎなどがないように注意することから始めます。しょうゆやソースなどの調味料は、基本は「かける」のではなく小皿などに調味料を取ってから「つける」ように意識するとよいです。料理に直接、上からしょうゆなどをかけるとついついかけ過ぎてしまうことがあります。また、料理に調味料をかけたまま皿に置いておくと、皿に溜まった調味料を料理が吸って余計に塩分を摂取してしまいます。こうしたことを防ぐためにも、調味料はかけるのではなく、つけたほうが減塩には効果的です。

つけるときも料理全面にたっぷりつけるのではなく、控えめにつけることでより塩分摂取量を減らすことができます。例えば刺身にしょうゆをつけるとき、刺身全体ではなくて一部にだけつけるようにするだけでも違います。

あるいは、そもそも小皿にしょうゆだけを入れるのではなく酢やレモン汁などを混ぜて、酢じょうゆやレモンじょうゆにするという方法もあります。小さじ1杯のしょうゆが食塩1グラムに相当するとすれば、半分を酢に置き換えることで塩分量を0・5グラムにまで減らせます。最初から皿の中のしょうゆの割合を減らしてしまえば、意識せずに塩分摂取量を減らすことができるのです。

しょうゆなど調味料の容器でも、工夫次第で減らすことができます。しょうゆさしというと一般的に蓋の部分に2カ所穴がついていて、一方は空気穴になっていてもう一方からしょうゆを注ぐタイプが多いと思います。このような一般的なしょうゆさしをスプレータイプのしょうゆさしに替えるだけでも、日々の食事を減塩できます。

しょうゆは液体なので、どうしてもかけ過ぎてしまったり一部に偏ったかけ方になってしまったりすることがあります。それに対してスプレータイプのしょうゆさしならば、霧状にしょうゆを噴射できるので、かけ過ぎが起こりにくくなります。これによって自然としょうゆの使用量を減らし、塩分摂取量を抑えられます。

普段調味料を使うときの工夫に加えて、減塩をうたっている商品や調味料を購入するという方法もあります。塩分摂取量に気をつけなければならない病気は腎臓病だけではありません。高血圧をはじめとする多くの病気でも減塩が必要ですし、病気予防の観点からも減塩は大切です。そうした背景を受けて、今は多くの食材や調味料で、減塩をうたったシリーズが売られています。

よくあるものとしては減塩しょうゆなどが挙げられますが、他にもみそやマヨネーズ、ケチャップ、めんつゆなど多くの調味料で減塩商品が発売されています。また、インスタントスープやレトルト食品などでも、減塩あるいは食塩不使用をうたっている商品がありますから、スーパーやインターネットで探してみてもよいと思います。

難点として減塩商品は、通常の商品より割高なことがあります。商品によっては通常のタイプから食塩を取り除いて作るものなどもあるため、どうしても割高になるのです。しかし、無理なく減塩することが長い目で見れば健康維持に役立つので、すべての調味料ではなく一部だけでも減塩商品に置き換えていくことで、効果的な塩分制限ができます。

また、自宅で日常的に作る料理では「AとBで比べたら、どちらが少ない塩分で作ることができそうか」という視点をもつのも良い考えです。例えば、メインの料理を揚げ物にするか煮物にするか迷ったときに、どちらが塩分控えめで作れるかを考えてみるのです。

一見すると、油で揚げる揚げ物よりも煮物のほうがヘルシーに思えるかもしれません。しかし、塩分という視点で考えると天ぷらのほうに軍配が上がるともいえます。なぜかというと、煮物は下味がついていていて味が染みこんでいるので、食べるときに塩分を調整できないからです。それに対して例えばとんかつやアジフライなどの揚げ物であれば、食べるときのソースの量などで塩分をコントロールできます。同じおかずならば煮物や炒め物などもともと味が染みこんでいる料理よりも、揚げ物や天ぷらなどあとから調味料で塩分をコントロールできる料理のほうが、トータルで塩分の摂取量を抑えることができるのです。

一方で、どうしてもメインのおかずの塩分を抑えることができなければ、副菜などその他のメニューで塩分を控えめにするという方法もあります。食事全体で塩分量を考えることが重要なので、一方のメニューが濃い味付けならば、別のメニューはより薄味にすることでバランスを取るのです。

例えば、味の濃い煮物をメインのおかずにした場合、普段はそこに漬物を添えているところを代わりに生野菜にしたり蒸し野菜にしたり、おひたしに置き換えたりすることで、トータルで塩分バランスを取ることができます。生野菜には塩分が含まれていないため、ドレッシングを塩分控えめなものにしたり、酢やオリーブオイル、ハーブを活用して味付けをしたりすることで副菜の塩分量を抑えることができるのです。同様に蒸し野菜の場合も、素材そのものの甘みや風味が引き立つため、濃い味付けをしなくてもおいしく食べることができます。

おひたしも、塩分量をコントロールしやすいお勧めの一品です。おひたしは出汁を使えばうま味を引き出すことができるほか、しょうゆなどを控えても満足感のある味わいになります。みそ汁も工夫次第で塩分量を減らすことができます。出汁をしっかり取ることで使用するみその量を減らすことができるほか、具を多めにすればその分だけ汁の量が減るので自然と塩分を減らすことができます。

具材の工夫でも、さらに塩分を減らすことができます。例えば野菜やきのこなどを入れれば具材からも出汁が出るので、少ない塩分でも満足感が得られます。あるいはしょうがやみょうがなど、香味が強い野菜を具材として入れるのも良いと思います。

もしくは、そもそも1日に飲むみそ汁の量を減らすという方法もあります。それまで朝昼晩と1日3杯飲んでいた人は朝と晩の1日2杯に、朝晩の1日2杯だった人は夕飯のときだけ1日1杯飲むようにするなど、1日に飲む回数を減らすことでトータルの塩分量を減らすことができます。

外食ならどんぶり物より定食メニュー

自宅で料理するときは使用する塩分量をコントロールしやすいですが、外食だとなかなかそうもいかないかもしれません。そのようなときは、外食に行く店選びやメニュー選びを工夫して少しでも塩分量を減らす努力も大事です。今は、チェーン店などでメニュー表に栄養成分を表示する飲食店も出てきました。そのような表示があるときは、ぜひメニュー選びの参考にして塩分控えめでおいしく食べられるものを選びたいと思います。

外食時に塩分量を減らすためには、まずどんぶり物よりは定食メニューを選ぶのがお勧めです。どんぶり物の場合、つゆがご飯に染みていることが多く、食べるときの工夫などで塩分量を減らすことができないからです。その点、定食であれば自分で使用する調味料の量をコントロールしたり、ご飯は食べるけれどみそ汁は半分だけ残したりするなど調整しやすいと思います。

分かりやすい例で言えば、牛丼を食べると汁がご飯に染みこんでしまい、汁をすべて食べることになってしまいます。これに対して牛皿定食にすれば、汁がご飯に染みこむことはありません。ですから同じようなメニューであれば、どんぶり物よりも定食を選ぶことで塩分量を抑えることができます。

外食全般に言えることですが、万人においしく感じてもらうようにどのメニューも全体的に味付けは濃いめになっています。ですから定食を頼んだときは、全部食べたい気持ちを抑えて塩分量を考えながら食べるのがベストです。メインのおかずとご飯は食べるけれど漬物や煮物は残したり、みそ汁は一口や半分だけ飲んだり、具だけ食べて汁は残したりするなど工夫するのは良いことです。また、サラダがついてくる場合はドレッシングを別にしてもらうように頼むことも良い方法です。

ラーメンやうどん、そばなども外食で食べたいメニューの一つだと思います。ラーメンなどは非常に塩分が多いので、あまり頻繁に食べるのは好ましくありませんが、たまに食べたくなる気持ちはよく分かります。そのようなときは、スープは飲み干さずに残すことを心がけてください。ラーメンのスープはおいしいですが、塩分や脂質が多く含まれていてすべて飲むとあっという間に1日の塩分量の目標値を超えてしまいます。ラーメンは楽しんでも汁は残すことを習慣づけたいと思います。

ご飯と汁物、おかずをベースとする定食の場合は、漬物を残したりみそ汁の量を調整したりすることで塩分量をコントロールしやすいですが、洋食の場合はそうはいかないかもしれません。例えばオムライスやパスタ、ピザなどの場合、付け合わせを食べないでバランスを取ることも難しくなってしまいます。

そのようなときは、全部食べきらないで半分だけや3分の2程度だけ食べることも必要です。料理を残すことに抵抗を感じるかもしれませんが、自分の体を守るための前向きな選択と考え、少しずつ習慣化していくことが重要なのです。あるいは昼食を食べ過ぎたと思ったら夕飯を控えめにする、夕飯に外食をする予定がある日は朝食と昼食を控えめにすることなどで、1日のトータル塩分量を考えるのもアイデアの一つです。

自宅で料理したり外食したりする以外に、スーパーやコンビニで弁当や惣菜を買ってきて食べることも多いと思います。特に、一人暮らしの人などは自炊するよりも弁当を買ってきたほうが早いと感じるかもしれません。弁当や惣菜を買うときも、外食のときなどと同様に迷ったら「どちらが塩分控えめで食べられるか」という視点を取り入れることが大切です。ちょっと意識をして工夫を凝らすだけで、コンビニで買ってきた食事でも塩分を減らして食べることができます。

例えばメインのおかずは自宅で作るときと同様に、煮物や炒め物に比べればフライや天ぷらのほうが塩分をコントロールしやすいといえます。煮物や炒め物は下味がついていてしっかりと味が染みこんでいるので、どうしても塩分が多くなりがちです。それに対してフライや天ぷらであれば下味などはついていないので、自分でかけるソースや塩、天つゆなどの量で塩分をコントロールできます。

また、フライや天ぷらを食べるときは、ソースや塩をかけ過ぎないように注意しましょう。このほか刺身などの場合では、しょうゆだけで食べようとするとかけ過ぎてしまうことにつながりますから、わさびやしょうがが、すだちなどを上手に取り入れるのがお勧めです。外食と同様に弁当でも、どんぶり物よりもご飯におかずという定食形式のほうが塩分をコントロールしやすくなります。どちらか一つを選ぶとしたら、ご飯とおかずに分かれている弁当のほうが適しています。

弁当に加えて、サラダなどを買う人も多いと思います。コンビニなどではドレッシングが小袋に入って、別売りになっていることもよくあります。最初からドレッシングが別になっているのは、減塩のためにはとてもありがたいことだと感じます。サラダを食べるときの減塩のコツはドレッシングにあるからです。サラダを食べるときは、小袋のドレッシングをすべて使い切らないように工夫しましょう。サラダの生野菜自体には塩分は含まれていないため、ドレッシングの量に気をつけるだけでグンと塩分摂取量を減らすことができます。

サラダのドレッシングに限らず、さまざまな食材を購入したときについてくるタレなどは、全部使い切らないのを習慣化することも肝心です。食材にタレがついていることはよくあります。納豆のパックについているタレや焼きそばを作るときのソースの素、餃子のタレ、たこ焼きのソース、とんかつなどについているウスターソースなど私たちがよく購入する身近な食材でタレがついているものは多いです。このようなタレは、すべて使い切らないのが基本です。タレやソースを半分量にすることで、塩分量も大きく減らすことができます。

こうした工夫に加えて、商品を選ぶときにちょっと裏を見て栄養成分表示を確認するのもとても良い習慣です。今はパンやおにぎり、弁当、惣菜などほとんどどのような商品でも栄養成分表示として熱量（カロリー）やタンパク質、脂質、炭水化物、食塩相当量などが表示されています。面倒くさいと思うかもしれませんが、ちょっと裏を見て確認するのを習慣にすると、それだけで長い目で見れば体へのメリットは計り知れません。

例えば似たような商品で迷ったら、栄養成分表示を確認して塩分が少ないほうを選ぶという方法もあります。同じおにぎりであっても、梅干しのおにぎりよりは具なしの塩おにぎりのほうが塩分は少ないということもあると思います。食事選びの目安として、栄養成分表示を見るようにするのはとても良いことです。

自分で減塩食を作るのが大変だという人のために、宅配弁当を活用するという選択肢もあります。今は、多くの宅配弁当サービスが提供されていて、味も種類も豊富に用意されています。宅配弁当は管理栄養士がメニューを作るなど、栄養バランスが取れた食事がそろっています。自宅まで届けてくれることが多いので、自分で食事を作るのが大変だという人にとっては役立つサービスです。

こうした宅配弁当サービスには、高齢者向けの介護食や、糖質制限を意識したメニュー、カロリーを抑えたメニューなどさまざまなものが用意されています。慢性腎臓病や透析患者さんに向けた減塩メニューをそろえているサービスもあるので、自分で塩分量を考えるのが大変な人や料理が苦手な人、一人暮らしで自分の分だけ作るのは面倒くさいと思う人などは、一度試してみるとよいと思います。

一方で、宅配弁当は多くの場合、冷凍された状態で届きます。中には常温や冷蔵で届くものもありますが、一般的には保存がきく冷凍の状態で配送されることが多くなっています。そのため、どうしても食材の風味や食感が劣ると感じることがあるかもしれません。特に、野菜や揚げ物などは冷凍すると水分が出やすいので、どうしても作りたてのようなおいしさを期待するのは難しいです。

そのような人は、宅配弁当を継続して注文するのではなくても、減塩メニューの味の濃さを実感するために、試しに利用してみるのも一つのやり方です。宅配弁当の減塩メニューはプロの管理栄養士が食塩量などを計算しているので、正しい減塩食の塩加減を体感できます。宅配弁当業者によっては数食分の減塩弁当などのお試しセットを設定しているところもあるので、適切な塩加減を知るために活用してみるのもよいと思います。

また、どうしても味が好みではないという理由で宅配弁当を敬遠している人は、別の弁当会社のものを試してみるのも一つの手です。多くの宅配弁当サービスがあるので、複数を食べ比べてみれば好みの味が見つかるかもしれません。

私はもともと大学病院（慶應義塾大学病院）に勤務していて、私のクリニックで働く管理栄養士も以前は大学病院や地域の基幹病院で勤めていました。病院の良いところは入院中に適切な塩分量の食事を食べることによって、透析患者さんに求められる1日の食塩摂取量6グラム未満とはどのくらいの味付けなのか身をもって体験できることです。

また、病院によっては慢性腎臓病患者さんに対する教育入院などを実施しているところもあります。教育入院とは、自分の病気に対する正しい知識を得て、自己管理の方法などを学ぶための入院です。ここでは腎臓病のことや腎臓病との付き合い方、腎臓を守るための生活習慣、食事療法などについて学ぶことができます。1日あたり食塩6グラム未満と言われてもそれがどのような食事だかイメージすることは難しいと思いますが、一度入院食を食べると実際に舌で体感できるのです。言葉で伝わりにくいことは、実際に体験してみることが重要です。その意味でも、入院食の減塩メニューを食べたことがない人などが、宅配弁当の減塩メニューを経験してみることは意味があります。

カリウムやリンの摂取も要注意

塩分に加えて、カリウムやリンなどのミネラルも病状によっては過剰な摂取を控えたい成分です。病状の進み具合がどの段階であっても塩分摂取量は抑えなければなりませんが、カリウムやリンなどは病気のステージや個人によって差があります。血液検査などで問題がなければ控える必要がないこともありますが、病状によっては制限が必要になるため基本的な知識を身につけておくと安心して食事を楽しむことができます。

カリウムは人間の体を構成する細胞内に主に含まれるミネラルで、体の中で血圧の調整や心臓・神経などの働きに重要な役割を果たしています。多くの食品に含まれており、人間の体にとってなくてはならない栄養素で、通常、腎臓の機能が正常に働いていれば、過剰摂取になることはあまりありません。

しかし、慢性腎臓病ステージ4～5の患者さん、透析患者さんはカリウムの取り過ぎに注意しなければなりません。なぜなら血液中のカリウムは腎臓の働きによって尿に排出され、常に一定の濃度に調節されているからです。これに対して慢性腎臓病ステージ4〜5の患者さん、透析患者さんは尿が十分に作られないことがあるため、カリウムが排出されずに体内に溜まりやすくなってしまいます。

もちろん慢性腎臓病の薬物療法、透析治療によってある程度はカリウムを体外に排出、除去できますが、必ずしも健康な腎臓とまったく同じ程度に排出、除去できるわけではありません。透析患者さんの場合、透析によって一時的に体内のカリウム濃度が下がったとしても、次の透析を受けるまでに再び上昇します。つまり、食事からカリウムを摂取し過ぎるとその分どんどん体内に溜まってしまうのです。

体内にカリウムが過剰に溜まってしまうと高カリウム血症のリスクが高まり、さまざまな症状が出現します。例えば手足・唇のしびれやだるさ、脱力感、吐き気、動悸、胸苦しさなどに加えて、ひどい場合には不整脈を起こし、その結果、意識障害、あるいは最悪の場合、心肺停止に至ることもゼロではありません。こうしたことを防ぐためにも食事からのカリウム摂取量をコントロールし、体内のカリウムの値を一定に保つことが重要です。

カリウムが多く含まれる食材としては、いも類や野菜、果物、海藻類、豆類、肉類、魚類などが挙げられます。特に生鮮食品に多く含まれていて、加工したり精製したりすると含有量は減っていきます。カリウムが多く含まれている食材をまったく食べてはいけないということではありませんが、あまり頻繁に食べるのは考えものです。食べる回数と量に気をつけて、カリウムが体内に過剰に蓄積しないように注意することが大切です。

特に、干しぶどうや干し柿などのドライフルーツや干し芋などはカリウムが濃縮されて多量に含まれていますので、できるだけ食べないようにするのが賢明です。果汁100%のフルーツジュースや野菜ジュース、青汁などの野菜や果実の汁を濃縮させた飲み物もカリウムが濃縮されています。どうしてもジュースが飲みたいと思ったら、果汁100%ではなく果汁30%など含有量が低いものを選んだほうがよいと思います。また、いも類にはとても多くのカリウムが含まれているので、食べる量や回数を調整して食べ過ぎないようにしたいところです。

反対に、穀類は比較的カリウムが少ない食材です。そのためカリウムの摂取を控えるためには、まずはご飯をしっかり食べることが大切です。ご飯をしっかり食べたうえで、いも類や肉類、魚類、野菜、果物などはカリウムの値に注意しながら食べる量を調節するようにします。肉類や魚類などにもカリウムは含まれていますが、肉や魚を一切れ程度など、通常食べる量であればそこまで心配する必要はないと思います。

カリウムが多い食材や少ない食材を知っておくことで、全体で摂取量をコントロールできます。食事のメニューを考えるときは、カリウムが多い食材同士を組み合わせて食べないように意識することが求められます。カリウムが多い食材と少ない食材を組み合わせることで、全体では摂取量を抑えつつも満足できる食事になります。

カリウムを減らす野菜の調理法

カリウムが多い食材について知っておくことに加えて、摂取量を控えるためには食べ方のコツがあります。例えばカリウムは水に溶ける性質があるため、食材を切ってから水にさらす、ゆでる、煮るなどの調理方法によって一定程度減らすことができます。

野菜であれば、細かく切って水にさらしやすい野菜を選んで生野菜のサラダにするなどは良い工夫です。野菜の断面が多くなり、その分だけ多くのカリウムを流出させられます。レタスなら小さくちぎったり、キャベツなら千切りにしたり、きゅうりなら薄切りにするなども良い方法です。できるだけ小さく切ってから水にさらせば、カリウムを減らすことにつながります。水にさらす時間は食材によって異なりますが、15～30分以上などが目安です。

反対に、水にさらすことができない野菜もあると思います。例えばトマトなどは一口サイズに切ったものを水にさらすことはできないので、1日に食べる量を減らすなどしてコントロールすることが大切です。あるいは野菜をゆでて、ゆで汁をしっかり切ってから食べるのも良い方法です。

また、水にさらすとカリウムを減らすことができるという性質を活かし、缶詰などの食材を利用するという方法もあります。サバの缶詰やイワシの缶詰など魚の缶詰を料理に使うのも良いですし、タケノコの水煮や大豆の水煮など、水煮になって売られている食材を使うこともできます。

あるいは、果物を食べたいと思ったときは缶詰の果物を食べるのも良い選択です。生のみかんを水にさらすことは難しいですが、缶詰のみかんであればシロップにカリウムが溶け出しています。カリウムが溶け出しているシロップを捨ててみかんだけを食べれば、生のみかんよりは摂取するカリウムの量を減らすことができます。ただし、糖尿病を合併している人の場合はこの限りではありません。糖尿病を合併している人は血糖値を上昇させる食事を避ける必要がありますから、その場合は生のみかんを少量だけ食べるほうが良いことになります。

このように少しの工夫や知識でカリウムの摂取量を抑えることができるので、ぜひとも便利な知識を知っておいて食事を楽しんでほしいと思います。

高リン血症のリスクを避ける

リンもカリウム同様に重要なミネラルで、生き物が生命を維持するためには欠かせません。リンは、カルシウムやマグネシウムと一緒に働いて私たちの体の中で骨や歯を作る働きをしています。また、体のエネルギー産生のためにも重要なミネラルです。リンは体内で作ることができないため、肉や魚、野菜、海藻などの食事から取り入れるしかありません。

体内でリンは多くが骨の中に貯蔵されています。骨は、カルシウムとリンの貯蔵庫の役割をもっているのです。食物に含まれるリンは腸から吸収されて体の中で使われて、骨に蓄えられて余った分は尿から排出されます。しかし、腎臓の働きが低下している慢性腎臓病ステージ4～5の患者さん、透析患者さんは尿を十分に作ることができなくなり、体内のリンの濃度が上昇します。

また、透析患者さんは透析によってリンは除去されますが、健康な腎臓が除去するのとまったく同じ程度に除去することはできません。その結果、体内にリンが蓄積された状態である高リン血症になってしまうことがあります。高リン血症になると、血液中のリンやカルシウムを調節する副甲状腺の働きに異常が現れ（二次性副甲状腺機能亢進《こうしん》症）、骨折しやすくなります。さらに、過剰なリンとカルシウムが結合して血管石灰化を引き起こします。血管石灰化が起こると動脈硬化や心不全、骨粗鬆症《こつそしょうしょう》、皮膚のかゆみ、足の壊疽《えそ》などさまざまな合併症のリスクが上昇するのです。

リンが体内に過剰に蓄積しないようにするためには、内服薬（リン吸着薬）や食事でのコントロールが大切です。リンは、有機リンと無機リンに分かれます。有機リンは肉類や魚類、卵、乳製品、豆類などタンパク質の多い食品に多く含まれています。これに対して、ハムやベーコン、インスタント食品などの加工食品に使われている食品添加物に多く含まれているのは無機リンです。無機リンは有機リンと比べると腸から吸収しやすく高リン血症を起こしやすいため、添加物の使われている加工食品はできるだけ避けたほうが賢明です。

タンパク質が多く含まれている食材にリンが多いといっても、タンパク質は大切な栄養素なので控え過ぎると低栄養などを引き起こします。そのため、タンパク質の中でもタンパク質の含有量に比べてリンの割合が少ない食材を選ぶことが大切です。例えば、卵白や鳥のひき肉などはタンパク質の量に比べてリンが少ないのでお勧めの食材といえます。

また、穀類の中では精製された白米よりも玄米のほうがリンの含有量は多くなっています。一般的には玄米のほうが健康に良いイメージですが、リンの含有量という観点から見ると白米に軍配が上がります。リンは胚芽や表皮に多く含まれているため、小麦なども同様に精製された白い小麦よりライ麦粉のほうがリンは多くなっています。もしも玄米を食べるならば、量を控えることで摂取するリンの量もコントロールできます。

このほか、カルシウムが多く含まれているものにもリンが多い傾向があります。そのため、同じ魚類でも骨ごと食べるような小魚のほうがリンは多くなっています。たまに食べる程度ならば気にし過ぎる必要はありませんが、一度に大量に食べるのは注意が必要です。牛乳やチーズもリンが多めの食材です。チーズの中でもプロセスチーズはリンが多い傾向があります。同じチーズならば、プロセスチーズよりもナチュラルチーズを選んだほうが安心です。

タンパク質を摂取して低栄養を防ぐために有機リンは控え過ぎないほうがよいですが、加工食品に多く含まれる無機リンは極力減らしたいリンといえます。完全に取り除くことはできませんが、日常の食事の中からできるだけ加工食品を減らすように意識したいと思います。

例えばハムやソーセージ、ベーコンなども代表的な加工肉です。加工肉は調理が簡単なのでついつい食卓に並ぶ回数が多くなりがちですが、リンだけではなく塩分も高いものが多いので、できるだけ控えたほうがよいと思います。

またカップラーメンはリンだけではなく塩分も多いので、透析患者さんにとってはできるだけ避けたい食品といえます。スナック菓子やファストフードも同様で、健康のためにはほどほどが望ましいといえます。バランスの良い食生活を心がけながら、たまに楽しむ程度にとどめて、健康を守りながらおいしい食事を満喫してほしいと思います。

強い味方になる管理栄養士。食べることは人生の楽しみ！

慢性腎臓病、透析患者さんがおいしく食事を楽しむためのコツを紹介してきましたが、これらの知識を読むだけで実践するのは難しいと感じる人もいると思います。そのようなときは、ぜひとも医師や看護師、管理栄養士など身近な医療従事者を頼ってほしいと思います。私たち医療従事者のチームは全員が、病気に立ち向かう患者さんの強力な応援団でありたいと願っているからです。Siamo con voi（あなたがたのそばにいます）。

特に、管理栄養士は食事のプロフェッショナルですから、食事に関する悩みや不安は積極的に相談してほしいと思います。日々の食生活で「これを食べても大丈夫だろうか？」「これを食べたいけれど、どのくらいの量ならば安心できるだろうか？」などと迷ったときは、相談すれば的確なアドバイスがもらえます。お勧めの食材や適した調理方法、簡単に作れるレシピなど、管理栄養士はさまざまな知識を提供してくれるはずです。

腎臓病の患者さんにとって必要な栄養量はガイドラインで決まっていますが、実際にどれくらいの量が適切かなどは個人差もあります。教科書的には過剰な摂取を控えたほうが良い栄養素も、患者さんによっては、それほど気にする必要性が医学的にない場合もあります。つまり患者さんにより、摂取量の許容範囲が異なるということです。また同じ患者さんでも、そのときのコンディションや病状、服用している薬、生活習慣などによってベストな食事の仕方が変わってくることもあります。

だからこそ、身近にいる管理栄養士などの専門家の知識を最大限に活用してほしいと思います。食生活は長年にわたって身についたものですから、病気になったからといってすぐに変えることは難しいと思います。しかし管理栄養士は一人ひとりの食生活や好みなどさまざまな背景を理解したうえで、食事のプロフェッショナルとして改善策などを教えてくれます。

私のクリニックでは2人の管理栄養士が常駐し、患者さんの栄養に関する相談に乗っています。食事療法が必要な人や日常的な食事についての悩みを抱えている方に対して、常時専門的で、今すぐにでも実行できるアドバイスを提供しています。つまり、食事・栄養に関する専門職を常駐させることによって、患者さんが気軽に相談できる体制を整え、体だけでなく心にも良い食事をストレスなく継続できるようにサポートしているのです。

私や2人の管理栄養士たちが共通して抱いている信念は「Mangiare è un piacere nella vita（食事は人生で大きな楽しみの一つだ）」ということです。だからこそ「あれもダメ、これもダメ」と禁止や制限ばかりしないで、どうすれば患者さんが食べたいものをおいしく食べることができるかということに知恵を絞ります。

この本を書いている2024年10月、NHK朝の連続テレビ小説「おむすび」で、女優の橋本環奈さんが演じるヒロイン米田《よねだ》結《ゆい》（糸島のギャル管理栄養士）は、「おいしいものを食べると心もカラダも元気になるけんね」と、おいしい食事と健康の真理を分かりやすく伝えています。私自身、おいしい食事には目がありませんし（デパ地下も大好きです）、また、楽しく食べることが心とカラダにどれだけ良い影響を与えるかは、身をもって実感しています。だからこそ、患者さんには毎日の「ほどよい食事」を楽しく、おいしく味わって、明るい気持ちになってほしいのです。

食事の指導方法はさまざまですが、最初は基本的な食生活や食習慣を聞き取ります。1日の食事回数、朝食、昼食、夕食のそれぞれにどのようなものを食べるのかを聞き取って記録します。最初の頃は患者さんも緊張している様子が見られますが、雑談も交えて話していくうちに次第にリラックスして食事の質問などが出てくるようになります。

腎臓専門医・「ネフロン博士」として多くの患者さんを診てきた結果、私がつくづく感じていることは、きちんとスケジュールどおりに受診して、栄養指導が必要ならばきちんと指導を受けてそれを実践しようと努力する患者さんは、病状のコントロールが良好だということです。食事の管理などがたとえ完璧にはいかないとしても、どうすればより体に良い食事になるかということを考えることは大切です。そのように努力し続ける慢性腎臓病の患者さんは、長期的に見て腎機能の低下が緩やかなことが多く、また透析されている方もその多くが元気で長生きされていると感じています。

だからこそ、私たちスタッフは患者さんができなかったことではなく、うまくできたことを探し、そこを褒めることで患者さんが自信をもって治療を継続できるようにフォローします。慢性腎臓病、透析治療は一生涯続くものですから、ときには治療に疲れたと感じたり気持ちが塞ぎ込んだりすることもあると思います。そんなときは一人で悩まずに、私たち医療従事者に声をかけてください。私たちは治療が続く限り患者さんに寄り添って伴走しています。ぜひとも私たちを頼って活用してほしいと願っています。

私のクリニックの管理栄養士が考案した、減塩メニューをいくつか紹介します。これらのメニューは塩分を控えつつも、栄養バランスをしっかり考慮して作られていて、日常の食事に無理なく取り入れられるよう工夫されています。塩分を制限しなければならない慢性腎臓病、透析患者さんでもおいしく楽しんで食べてもらえるように配慮されているので、ぜひ、実際に作ってみてほしいと思います。

●サバの七味焼き

分量（1人前）
・サバ　70グラム
・おろししょうが　小さじ1弱
・しょうゆ　小さじ1/2弱
・料理酒　小さじ1弱

・七味唐辛子　少々

1　まずおろししょうがとしょうゆ、料理酒、七味唐辛子を食品用保存袋に入れて、混ぜ合わせておきます。
2　サバを3～4センチ程度のそぎ切りにして、1の調味液に入れます。空気を抜きながら食品用保存袋の口を閉めて、冷蔵庫に入れて味をなじませます（15分程度）。
3　フライパンにサバと調味液を入れて焼きます。
4　片面が焼けたら裏返し、中まで火を通します。
5　器に盛り付けて完成です。

サバの七味焼きは七味唐辛子のピリッとした辛さがアクセントとなり、塩分を控えたとは思えないほどの満足感があります。また、おろししょうがとしょうゆ、料理酒の調味液に漬け込むことでサバ全体にうま味が行き渡り、焼き上げることで香ばしさも感じられます。ご飯が進む一品なのでぜひ試してみてください。

●夏野菜のパン粉焼き

分量（1人前）

・ズッキーニ　75グラム
・赤ピーマン　15グラム
・黄ピーマン　15グラム
・オリーブ油　小さじ1/2
・塩　少々
・カレー粉　少々
・こしょう　少々
・パルメザンチーズ　小さじ2
・パン粉　小さじ2

1　ズッキーニを1センチの輪切りにし、赤ピーマンと黄ピーマンは乱切りにします。

2　耐熱容器に1の食材を入れて、塩とオリーブ油を入れて混ぜます。
3　カレー粉、こしょう、パルメザンチーズ、パン粉を別の容器に入れて混ぜ合わせます。
4　3を2の上に均等にかけます。
5　4をトースターで10分程度、焼き色がつくまで焼きます。
6　器に盛り付けて完成です。

夏野菜のパン粉焼きはカレー粉やこしょう、パルメザンチーズの風味がしっかりと利いているため、塩分を控えてあっても食べ応えのある仕上がりになります。トースターで手軽に作れるうえに、パン粉がトースターでこんがりと焼き上がってサクサクとした食感も味わえます。また、赤ピーマンや黄ピーマンなどを使っているため彩りが良く、見た目にも楽しむことができます。ここで紹介した野菜以外にナスやトマト、エリンギなどさまざまな野菜でもおいしく作ることができるので、色々とアレンジしてみてもよいと思います。

●ほうれん草とえのきのわさび和《あ》え

分量（1人前）

・ほうれん草　65グラム
・えのき　15グラム
・しょうゆ　小さじ1/2弱
・練りわさび　少々（0・3グラム）

1　鍋にたっぷりのお湯を沸かしてほうれん草をゆでます。このとき、シャキシャキ感が残る程度でゆで過ぎないようにします。

2　ゆであがったほうれん草を冷水にさらしてしっかりとしぼり、約3センチの長さに切ります。

3　えのきの石づきを切り落として約3センチの長さに切り、耐熱容器に入れてラップをして電子レンジで2〜3分加熱します。

4　ほうれん草とえのきの水分をよく切って、しょうゆと練りわさびと和えます。
5　器に盛り付けて完成です。

ほうれん草とえのきのわさび和えは、シンプルですが味わいのあるメニューです。わさびのピリッとした刺激によって、塩分が控えめでも飽きずに食べることができます。短時間で作れるので忙しい日のもう一品としても活躍します。冷やして食べてもおいしいので、作りおきのおかずとしても便利です。

●春雨の酢の物

分量（1人前）
・春雨　10グラム
・きゅうり　20グラム
・にんじん　5グラム

・砂糖　小さじ1/2
・しょうゆ　小さじ1/2弱
・酢　大さじ1/2
・ごま油　小さじ1/2弱

1　鍋にたっぷりとお湯を沸かし、春雨をお湯で戻しておきます。
2　きゅうりとにんじんを千切りにします。
3　砂糖としょうゆ、酢、ごま油を混ぜて調味液を作ります。
4　2を3の調味液で和えます。
5　器に盛り付けて完成です。

春雨の酢の物は、さっぱりとした酸味が楽しめます。また、ごま油は少量の使用で風味が豊かになるため、塩分を控えていてもおいしく食べることができます。春雨を戻してから野菜と和えるだけなので、とても簡単で手軽に作ることができます。忙しい日の副菜や箸休めとしてもお勧めの一品です。

●**生姜焼き風**

分量（1人前）

・豚ロース　60グラム
・千切りキャベツ　100グラム
・酒　小さじ1
・オイスターソース　大さじ1/2
・おろししょうが　小さじ1弱
・水　小さじ2
・片栗粉　ひとつまみ（0・5グラム）

1　耐熱容器に千切りキャベツを入れ、豚肉を上に重ならないように乗せます。

2　1に酒をかけて電子レンジで加熱します（600W・3分）。火が通っていなかったら20秒ずつ足して様子を見ます。

3　片栗粉を水で溶いてオイスターソースとおろししょうがを加えます。

4　3の調味液を電子レンジで10秒加熱して、混ぜ合わせます。再び電子レンジで10秒加熱して、調味液に少しとろみがつくまで繰り返します。

5　2の加熱したキャベツと豚肉に4の調味液をかけて完成です。

このメニューは手軽に生姜焼き風のおかずを作ることができ、おなかを満たすことができます。料理が得意でない人にもぜひ作ってみてほしい一品です。

家族に支えられての食事療法

私がこれまで診てきた患者さんで、透析治療をしながらでもおいしいものを食べる喜びを味わっている方々は数多くいます。例えばAさんは、家族のサポートによって治療の困難を乗り越え、積極的に食事療法にも取り組んでいます。

Aさんは60代で、透析治療を始めてから3年が経過しました。彼は透析の日以外には、非常勤で工場の管理業務を行っています。その職場は、数年前に退職した工場です。定年退職後に再雇用されて、今も仕事に携わっています。Aさんは透析治療との両立を図り、生真面目な性格で仕事にもしっかりと取り組んでいます。

そんなAさんの生活を支えているのは、家族、特に奥さんの大きな協力です。透析を始めた当初、彼が最も恐れていたのは食事制限でした。塩分やカリウムを控えた食事に大きな不安を感じていたのです。なぜかというと、Aさんは東北地方の出身で生まれたときから濃い味付けに慣れ親しんでいたからです。東北地方の味付けは、西日本に比べて「濃い=塩辛い」などといわれます。実際にAさんも、子どもの頃から塩辛い漬物や汁物を好んで食べていました。

しかし、そんなAさんの不安を和らげてくれたのは奥さんでした。奥さんは食事療法について積極的に学び、減塩とおいしさを両立させたメニューをいくつも作るようになったのです。彼女が特にこだわったのが、出汁でした。病気になる前までは出汁といえばかつお節を使うくらいだったものが、Aさんの体を気遣うようになってからは、かつお節だけではなくさまざまな食材から本格的な出汁を取るようになっていったのです。

奥さんが取っている出汁は、かつお節や昆布、煮干し（いりこ）、干し椎茸、野菜、あご出汁など実に多彩で、プロも顔負けの腕前でした。煮干しなどは丁寧に頭とはらわたを取ってから出汁を取り、昆布は産地によってさまざまなうま味の違いにまでこだわっていました。時間をかけて取った出汁で作ったみそ汁は非常に味わい深く、濃い味付けに慣れたAさんをもうならせるものでした。さらに奥さんはみそ汁だけではなく、出汁を使ってお吸い物やおひたしなど多くのメニューを研究して作ったといいます。

また、Aさん一家のすばらしいところは、減塩メニューを家族全員で楽しんだことです。奥さんの口癖は「家族全員で同じ食事を楽しみたい」というもので、せっかく健康に良い食事を作るなら、皆で楽しんで皆で健康になったほうがよいという考えでした。

そのためAさんだけに特別なメニューを作るのではなく、家族みんなで出汁をきかせた減塩メニューを味わっていました。最初の頃は減塩メニューに難色を示していた子どもたちも、今では奥さんが作るこだわりの出汁の大ファンです。特に長女の大好物は、出汁を使ったぶり大根だそうです。

また、驚いたことに減塩メニューに取り組むうちに、Aさんの舌が非常に敏感になっていったとも教えてもらいました。長年にわたって濃い味付けに慣れていたAさんは、舌が鈍感になっていたせいか、それまで細かい味の違いには気づくことがなかったそうです。しかし、今では奥さんが出汁を変えると「あ、今日の出汁は昆布だね」などと、小さな違いにも気づくようになりました。この変化にはAさん自身が驚いていました。

Aさんは「家族のサポートがあるからこそ、自分も治療に対して積極的になれる」と語っています。減塩生活にも慣れて体調が落ち着いていることから、仕事にも積極的に取り組めているといいます。家族のサポートを受けながら健康的な生活を送っている彼は、透析治療と仕事、家庭のすべてをバランス良くこなしながら毎日を前向きに過ごしています。

一人暮らしの減塩大作戦

一人暮らしで治療に積極的に取り組んでいるケースも多くあります。Bさんは50代の男性で、透析治療を受けながら一人暮らしで減塩生活に取り組んでいます。仕事は忙しく、外食が多い生活を続けてきましたが、2年前に透析治療が始まったことをきっかけに、健康管理に対する意識が大きく変わりました。Bさんの課題は、外食が多い食生活で、どうやって減塩を実行するかです。外食のメニューはどうしても塩分が多く、これまであまり気にしていなかった塩分の摂取が、彼にとって大きな課題となりました。

最初、Bさんは何から始めてよいか分からずにとても戸惑っていました。そこで管理栄養士からアドバイスを受けて、できることから少しずつ工夫していくようにしたのです。例えば外食の際には、あらかじめ調味料を減らしてもらったり、ドレッシングやソースを別添えにしたりして量を調整するように心がけました。さらに、コンビニで買う弁当や惣菜も成分表をしっかりチェックし、減塩食品や塩分控えめのメニューを選ぶようになっていきました。

最初の頃は成分表を確認するのが面倒くさいと感じたり、チェックするのを忘れてしまったりしたことも多かったそうですが、今ではごく当たり前に成分表を見るようになったということです。忙しい生活のなかで相変わらず外食は多いですが、少しずつ工夫を積み重ねることで、今では自分なりの減塩スタイルを確立しています。

Bさんは「管理栄養士が相談に乗ってくれたから、自分で健康管理できるようになった」と言ってくれます。Bさんのように一人でも生活の工夫を重ねることで、健康管理に成功している人は多くいます。医師や管理栄養士などの医療従事者のサポートを受けながら、一人暮らしで減塩生活に取り組むことは十分に可能です。

透析治療が必要でも旅行は可能！

慢性腎臓病が進行し、透析治療が必要になると、患者さんの多くが「もう旅行を楽しむことはできない」「自由にあちこち旅することはできなくなる」などと落ち込みがちです。確かに、透析をスタートすると定期的に病院へ通って治療を受けることが必要になるため、そうした不安を抱くのは無理もないことです。しかし、実際には透析治療を受けるようになったからといって、旅行ができなくなるということはありません。透析治療を受けながらでも、工夫次第で旅行だって十分に楽しめます。

体調を安定させるために一定の条件は必要になりますが、むしろ旅行に行って気分をリフレッシュさせることは病気のコントロールのためにも効果的です。病気の治療をしていると、どうしても気分が沈んだり、気持ちが塞ぎがちになったりしてしまうことがあります。

特に、長期にわたって治療や定期的な通院が必要な場合などは、日々の生活が治療中心になってしまい、精神的なストレスや疲れを感じる人もいると思います。そうして気分が落ち込んでくると、前向きに治療に取り組んだり食事の管理をしたりしようという意欲も失われてしまうため、体調の許す範囲の中で旅行などに出かけることは、むしろ治療にメリットがあるともいえます。

結論から言えば、透析治療をしながらでも旅行に行くことはできます。もちろん旅行といってもさまざまなものがありますが、例えば数カ月かけて世界一周のクルージングに出かけたいというと、それは難しいかもしれません。なぜなら、その間の透析手段が確保できない可能性が高いからです。しかし、そのような特別なケースを除けば透析患者さんができない旅行というのは決して多くありません。

一般的な国内旅行であれば、透析治療をしながらでも行くことができます。透析患者さんの標準治療は全国でほぼ統一されていて、基本的にはどこの医療機関でも同じように治療を受けることができるからです。透析に使う医療機器や治療のプロセス、患者さんの状態をモニタリングする方法なども基本的には大きく変わらないため、専門の医師とスタッフがきちんと配置されている医療機関であれば、全国どこでも透析治療を受けることができるのです。

また、そもそも透析治療は多くの場合、週に3日のスケジュールで行います。月曜日、水曜日、金曜日のスケジュールで行う人ならば、もともと土曜日と日曜日の2日間は透析を行いません。同様に、火曜日、木曜日、土曜日のスケジュールで行う人であれば、日曜日と月曜日は治療を行っていないわけです。そう考えると、1泊2日の旅行であればあまり難しく考えなくても実行することが可能です。少々スケジュールが厳しくなるかもしれませんが、工夫すれば2泊3日の旅行もできると思います。

それ以上長くなると、一般的にはやはり現地での透析治療が必要です。今は、透析治療を行う医療機関も多くあり、かなりの奥地や離島・へき地などに行かない限り、主要な観光地であれば治療を提供する医療機関を見つけることができるはずです。透析治療を提供する医療機関さえあれば、旅行先で透析治療を受けることによって、基本的には全国どこでも旅をすることができるといえます。

ちなみに私のクリニックでは、患者さんの残腎機能や、日々の生活習慣の遵守度によっては、3泊4日の旅行を許可できることもあります。

旅行は早めにスケジューリングを

透析患者さんが旅行に行く場合、まずは旅行が可能な状態かどうかをかかりつけ医に相談します。体調次第で旅行を見合わせたほうがよいケースなどもありますから、スケジュールに余裕をもってかかりつけ医に相談することが大切です。

かかりつけ医から旅行に行って問題ないという許可が出れば、次に現地で受け入れてくれて透析治療が実施できる医療機関を探します。探す方法としてはさまざまですが、インターネットを使って検索したり旅行代理店などを通して探してもらったりする方法があります。インターネットを使って検索する場合は「旅行透析」や「観光透析」などのキーワードで検索すると見つけやすいと思います。また、メジャーな観光地の場合は、かかりつけ医が現地の医療機関の情報を知っていることもあります。

あるいは学会や患者会などの名簿や情報を活用して探すこともできます。透析治療を実施している医師の多くは、日本透析医学会などの学会に所属しています。日本透析医学会は、1968年に発足した非常に歴史のある学会で、私自身もその会員です。日本透析医学会に所属している医師や医療機関だからといって、必ずしも旅行透析などを受け入れているとは限りませんが、一つの目安として学会所属の医療機関に当たってみるのは近道です。

これらの方法に加えて、患者会などから情報を得ることもできます。透析患者さんが集まった代表的な患者会に一般社団法人全国腎臓病協議会などがあります。全国腎臓病協議会は、腎臓病患者さんの医療と生活の向上を目的として作られた、透析患者さんを中心とする腎臓病患者さんの組織です。公式ホームページなどによれば、現在、全国の会員数は約9万人を数え、日本最大の患者会といわれています。全国腎臓病協議会は全国に支部・ブロックがあるので、その地域でどの医療機関が旅行透析を実施しているか、問い合わせてみるのもよいと思います。

旅行先での受け入れ医療機関が決まったら、かかりつけ医に紹介状や診療情報提供書、透析条件などの必要な書類を作成してもらいます。必要な書類はあらかじめ透析を受ける医療機関に送付しておくことで情報共有ができ、スムーズに透析治療を受けられます。

患者会などは旅行透析を実施している医療機関の情報だけではなく、さまざまな情報を得たり、同じく病気の治療に取り組んでいる仲間を見つけたりするためにとても有益な組織です。例えば全国腎臓病協議会では、一般の人に向けた腎臓病に関するシンポジウムや透析患者さん向けの講演会を各地で開催していて、こうした講演会などでは、腎臓病の予防や治療に関する最新の知識を得られます。

また、厚生労働省は毎年10月を「臓器移植普及推進月間」に設定しています。これは臓器移植の現状を広く国民に周知して、臓器移植に対する理解と協力を得るための月間です。

全国腎臓病協議会も講演会やキャンペーンに加えて、腎臓病患者さんや透析患者さん、家族からの相談も無料で受けています。腎臓病になった患者さんや家族は、今後の療養生活や医療費の問題、治療上の疑問点などさまざまな不安を抱えています。そうした不安や悩みに対して、医療ソーシャルワーカーや管理栄養士、認定心理士などの専門家が電話相談やメール相談、あるいはファクス相談などの形で答えています。

医療ソーシャルワーカーは、福祉分野の専門家です。闘病生活では身体上の負担や精神面での負担、さらには経済的な負担などさまざまな負担が発生します。そのようなときに社会資源や福祉制度を活用することによって、負担を軽減できる場合があり、その際に相談に乗ってくれるのが医療ソーシャルワーカーです。

透析治療が必要になると不安や落ち込みなど、精神的な負担を感じる人もいます。治療が生涯続くことへの不安やそれまでと生活リズムが変わってしまうことに対するストレスなど、さまざまな負担が起こる可能性があります。このような不安に対しては、心理学の専門家である認定心理士が相談に応じます。あるいは心理ケアの知識をもった透析患者さんも相談に乗っています。同じように闘病している患者さん自身が話を聞いて相談に乗ってくれることは、療養生活を送るうえで非常に心強いといえます。

これらの活動に加えて、全国腎臓病協議会がベースとなって組織されている患者会（腎友会）でも、透析患者さんの生活を支えるために独自の取り組みを行っています。例えば治療や療養生活に役立つ勉強会を開催したり、通院送迎のボランティア活動を行ったり、会員向けのイベントを開催したりなどしています。同じ病気の患者さん同士が話し合うことでストレスが軽減されることにもつながりますから、住んでいる地域に患者会があれば上手に活用するのもよいと思います。

旅行で現地に行ってからは、無理のないスケジュールであれば特に活動を制限する必要もありません。行きたい所へ行って見たいものを見てやりたいことをやり、大いにリフレッシュしてほしいと思います。

食事は1週間のトータルバランスで

食事もあまりに暴飲暴食するのは困りますが、むちゃをせずにおいしいものを食べるのは良いと私は考えています。長期の旅行では少し事情が変わりますが、国内の旅行であれば多くが1泊2日や2泊3日などだと思います。もちろん一人ひとり病状は異なるため一概にいうことはできませんが、普段、食事のコントロールができていて計画どおりに治療も受けている人ならば、年に数回の旅行である程度食事を楽しんでもよいと個人的には考えています。

食事や薬物療法、日々の生活を整えることが病気の進行を抑制するのに重要なことはいうまでもありません。その一方で、1週間の中でトータル的に食事などのバランスが取れていればいいと考えるなど、ある程度はおおらかな姿勢で臨むことが治療には必要ともいえるのです。

食事に関しては、少し良いホテルや旅館などであれば、むしろバランスが取れていて健康的な食事を食べられることもあるかもしれません。あるいは予約時に「透析治療をしているので、減塩食をお願いします」と伝えておくことで、配慮してもらえることもあると思います。特別に減塩食などではなくても、通常ならば最初からサラダにドレッシングがかかっているところをドレッシングだけ別にしてもらうなどによって、自分で塩分の量をコントロールできます。このように少しの工夫と配慮で塩分を減らすことができるので、事前に希望をホテルに伝えておくのもよい方法です。

ホテルや旅館には、料理を目玉としているところが多くあります。特に最近ではオーダーメイドの料理や特定の食材を使った料理の提供、減塩対応、糖尿病食対応、食物アレルギー対応など、宿泊客の要望に応じて柔軟な対応をしてくれるところも増えてきました。こうしたホテルが増えてきたことは、非常に喜ばしくありがたい試みです。

今は、減塩メニューを提供するホテルや旅館などをまとめたインターネット上のサイトもあり、健康に配慮して作られた色とりどりの料理が紹介されていて、眺めているだけでワクワクしてきます。せっかくの旅行ですから、食事も十分に楽しみたいものです。そのために、減塩メニューなどに対応してくれるホテルを選ぶというのも一つの方法です。

旅行に行くことで体に負担がかかることが心配ならば、かかりつけ医に相談して旅行の直前の透析を普段よりも少し時間をかけて行うなどの対応を取ることもできます。透析治療の回数は、月に14回までと国により決められています。これに合わせて多くの医療機関で週に3回、1回当たり4、5時間程度の透析治療を実施しています。

しかし、診療報酬で決まっているのは月に14回までという回数だけで、時間は決まりがありません。多くの医療機関が4、5時間程度の治療時間としているのは、診療報酬上の決まりではなく医療上の問題です。さまざまな研究によって、透析にかける時間が4時間未満だと死亡リスクが高くなることが知られています。透析治療は、本来ならば腎臓が24時間365日実施している機能を短期間に集中して代わりに行う治療です。

24時間365日働いている腎臓の機能を代替するわけですから、あまりに治療時間が短いと十分に目的を果たすことができませんし、生理的限界を上回る除水速度による透析低血圧、それによる吐き気、足つり、一過性の意識障害などのさまざまな体調不良を招くことが多くなります。一方で、あまりに治療時間が長くなっても患者さんの日常生活に支障が出る恐れがありますから、死亡リスクを低減させて、かつ日常生活への影響も最小限にした結果として週に3回、1回4、5時間のやり方が多くなっています。

つまり、かかりつけ医の判断で問題がなければ、旅行の前後は透析時間をいつもよりも長めにすることで、体への負担を軽減しつつ、より効率的に体の中の老廃物を除去することができます。長めに透析をするのは旅行に行く前の直前の透析でもかまいませんし、旅行から帰って最初の透析でもよいと思います。旅行による体調不良が心配ならば、前後の透析を普段より少し長めにできないか、かかりつけ医に相談してみるのも一案です。

旅行と言えば、おいしい料理だけではなく温泉も大きな楽しみのひとつです。温泉地を訪れて、露天風呂や解放感のある大浴場などに浸かることで、心身ともにリフレッシュできます。透析治療をしていても温泉に入ることはできます。体調さえ安定していれば、温泉を楽しむことができます。

ただ、体調に不安を感じたときは無理な入浴は避けて、しっかり自分の体調を確認しながら楽しむのがベストです。また、温泉やサウナなどで汗をたくさんかいたからといって、一気に水をたくさん飲むようなことはしないように注意が必要です。

透析治療を行った当日でなくても、治療で針を刺したところから出血しているときは温泉や大浴場の使用は見合わせるべきです。このようなときは、部屋のシャワーを浴びる程度にするなど、体調に合わせて臨機応変な対応が求められます。宿泊施設を選ぶときは、念のため部屋に風呂やシャワーがついているところを選ぶようにすると安心です。

しっかり事前準備で海外旅行もGO！

国内旅行だけではなく、工夫次第では透析治療をしながら海外旅行だって楽しむことができます。透析治療の方法は日本全国でおおむね標準化されていますが、一定以上の医療水準がある国ならば海外でも大きくは変わらないからです。そのため事前にしっかり準備をしておけば、国内旅行同様に海外旅行も楽しむことができます。

実際に私自身、これまで何度も海外旅行用の紹介状や診療情報提供書などを書いてきました。英語で紹介状を書けば海外でも必要な情報を伝えることができますし、医師同士の情報共有はそれほど難しいことではありません。あとは現地で透析治療を行ってくれる医療機関を探すことが必要ですが、これは国内よりは少し面倒かもしれません。日本透析医学会などの学会認定施設を探したり患者会に問い合わせたりといったことが、国内と同じようにはできないからです。

しかし、ハワイなどのメジャーな行き先の場合、大手旅行会社が透析患者さん向けの旅行ツアーを組んでいることがあります。自分で現地の医療機関を手配することが難しい場合などは、こうしたツアーを活用するのもひとつの方法です。ツアー会社によっては添乗員が現地の病院へ同行してくれるサービスもあるので、慣れない人にとっては安心かもしれません。

透析治療をしながら海外旅行に行く場合は、国内旅行よりも早めに計画を立てることが必要です。国内よりは、事前に準備すべき書類なども多いからです。例えば、海外で透析治療を受けた場合に治療費が一部還付される制度があります。これは、海外で病気になって治療を受けたときに健康保険から一部医療費の払い戻しを受けられる、海外療養費の制度などです。

健康保険の組合や自治体によって払い戻しの基準はさまざまですが、多くは日本国内で保険診療として認められている治療を受けた場合にこうした制度の対象になります。この場合、現地ではいったん治療費を全額支払います。そのうえで帰国後に申請すれば、国民健康保険や協会けんぽ（全国健康保険協会）など自分が加入している医療保険から、一定の基準で算定された額が還付される仕組みになっています。

この制度を活用する場合は、療養費支給申請書や治療費全額の領収書原本、診療内容明細書などいくつかの必要書類を用意する必要があります。必要書類を添えて申請したあとに、書類審査を経て支給額が決定します。ただし、加入している健康保険の種類や自治体によって制度が少しずつ異なる場合があります。還付を受ける場合は申請漏れなどが起こらないように、事前に加入している健康保険や自治体に確認しておくとよいと思います。

私のクリニックに通う患者さんのなかでも、旅行が趣味の方は多くいます。彼らは皆、透析治療を受けながらも旅行の楽しみを諦めることなく、上手に透析治療と旅行を両立させています。そのような患者さんの一人がCさんです。70代のCさんは、夫や友人たちと日本各地を旅行するのが趣味でした。あちこちを巡ってはそこでしか見られない風景を写真に収めることがCさんの喜びだったのです。

そんなCさんは、透析治療が必要になったときに絶望したといいます。「もうこれからは、自由に日本中を旅することはできない」と考えたからでした。そんなCさんに、私は透析治療を受けていても旅行を諦める必要はないことを説明しました。しっかり計画を立てて事前に準備をすれば、透析治療をしながら旅行をすることは可能だからです。

そこでCさんは透析治療が入っていない週末を利用して、まずは近場で行き慣れた旅行先から旅行を再開することにしました。旅行先では体調に合わせて無理なく観光を楽しめるようにスケジュールを立てて、食事もあらかじめ伝えておくことで減塩メニューに対応してもらうことができました。そうして少しずつ行き先を広げていって、今では北海道や沖縄も含めて各地を観光で回っています。「最初は不安だったけれど、事前に準備をすれば問題なく旅行を楽しめることが分かりました」とCさんは笑います。最初の頃の不安そうな様子とは打って変わって明るく過ごすCさんを見ていると、私も治療の手伝いができて本当に良かったと感じています。

運動こそ最良の薬！

透析治療を始めるとできなくなるのではないかと感じることの一つにスポーツがあります。透析は週に数回の治療が必要で、体力的にも負担がかかるため、スポーツを楽しむ余裕はないのではと不安になる人も多いのです。また、透析後の疲労感や、食事・水分の管理が必要な中で「スポーツを続けるのは無理だ」と考える患者さんがいます。しかし、実際には透析治療とスポーツは両立できる場合が多く、諦める必要はありません。

透析治療が始まってもスポーツをやめる必要はないどころか、むしろ適度な運動はしたほうが体のためには良いことが分かっています。なぜなら、透析患者さんは運動不足になる傾向があり、筋力の低下や体力の低下が起こりやすいからです。誰でも高齢になると筋力や体力の低下が起こりますが、特に透析患者さんは透析中に長い時間安静にしていなければならないため、筋力が低下しがちです。

筋力が落ちるとサルコペニアやフレイルなどになりやすくなってしまいます。また、運動不足によって骨が弱くなって骨折しやすくなったり、血流が悪くなったりすることによる身体への悪影響なども考えられます。要介護状態を防ぐには下半身をはじめとする筋力を低下させないことが重要ですが、透析患者さんは週に数時間、日中に寝たきりの状態になることを余儀なくされるので、どうしても筋力低下が起こりやすくなります。

このような問題に対して、最近では腎臓リハビリテーションという考え方が提唱されています。腎臓リハビリテーションとは、腎臓の病気や透析治療を受けている患者さんに対して、身体的・精神的影響を軽減させて症状を調整し、さまざまな状況を改善することを目的としたリハビリテーションです。運動療法と食事療法、水分管理、薬物療法、教育、精神的・心理的サポートを行う包括的なプログラムであり、運動療法も大切なプログラムの柱となっています。

2022年度診療報酬改定では「透析時運動指導等加算」という新しい点数が作られました。

診療報酬は国が定める公定価格で、全国で一律の金額です。2年に1回見直しが行われますが、ここで新たに透析時の運動指導に対する加算がついたのです。近年、少子高齢化で医療費や介護費が増え続ける中で、新たに点数がつくことは多くはありません。どちらかと言えば医療費などは圧縮しようという流れの中で、新たに点数がついたというのはそれだけ国が必要性を認めたからだともいえます。つまり、透析患者さんが運動をすることは、病状の悪化を防いで生命予後を改善するために重要なことだといえるのです。

「透析時運動指導等加算」は、医師や理学療法士、作業療法士、特定の研修を受けた看護師が透析患者さんに対して療養上必要な指導を行ったときに算定できる点数です。透析中に20分以上、患者さんの病状に応じた指導を実施したときに算定できるとされています。

リハビリ中に行う指導の内容は、患者さんそれぞれの病状に合わせて行うためさまざまです。自宅でできる筋トレやストレッチに関する指導や生活指導をすることもあれば、透析中に実際に体を動かして有酸素運動などを行うこともあります。医師や理学療法士、作業療法士、看護師などが見守る中で実際に運動をしてもらって、痛みの有無や体調の変化などを確認します。

実際に私のクリニックでも定期的に、理学療法士が来て透析中の患者さんに対して運動療法を実施しています。治療をしていてもやはり体を動かすと気分が良くなるようで、患者さんのなかには理学療法士の指導を楽しみにしている人もいます。

透析中は上半身をあまり動かすことができないので、下半身の運動が中心になります。一般的に、透析中の運動として取り入れられていることが多いのは下肢のエルゴメーターなどです。下肢のエルゴメーターとは、座ったり寝たりした状態でペダルをこぐことができ、下肢を中心とした運動ができる自転車型の装置です。

下半身の筋力を維持・向上させたり関節の可動域を改善させたりする効果が期待できます。透析ベッドに寝た状態のまま、患者さんはそれぞれの体力や体調に合わせてペダルをこぎます。さらに体力的に余裕があれば、足首に重りとなるバンドなどを装着して負荷を大きくするとより一層効果が期待できます。透析患者さんは週に3日病院に通って治療を受ける必要があるため、どうしても運動のための時間を割きにくいという事情がありま す。その点、透析治療中に運動すれば時間の節約にもなって一石二鳥ともいえます。

慢性腎臓病、透析患者さんに限らず、運動することは健康のための基本中の基本にして、最良の薬となります。近年欧米で提唱されるようになってきた言葉に「Sitting is the new smoking」があります。直訳すると「座り続けることは、新たな喫煙である」となります。長時間座り続けることは喫煙と同じくらい体に悪いということを表現しています。

たばこは、健康に悪影響を及ぼす多くの要因を含んでおり、まさに「百害あって一利なし」といわれます。たばこの煙には約200種類以上の有害物質が含まれているとされ、そのうち数十種類には発がん性があるともいわれます。喫煙は肺がんや咽頭がん、喉頭がんなど煙が直接触れる部位のがんだけではなく、有害物質が血液にのって全身に運ばれることから胃がんや食道がん、肝臓がん、子宮頚《けい》がんなど全身のがんのリスクを高めることが分かっています。

がんだけではなく、さまざまな病気にも影響を及ぼします。慢性腎臓病はもちろんのこと、心筋梗塞や脳梗塞などのリスク因子にもなるほか、肺気腫や慢性気管支炎などを併発する「慢性閉塞性肺疾患（COPD）」のリスクも高めます。慢性閉塞性肺疾患は、またの名を「たばこ病」とも呼ばれるほどたばこに関連が深いとされています。さらには喫煙している本人だけではなく、副流煙の形で周囲の人の健康にまで悪影響を及ぼすのです。

体にとって有害であり、少しの利益も得られないたばこと同じくらい、座り続けることが体に悪影響を及ぼすとは恐ろしい話です。もともと人類は、何万年もの年月にわたって寝ているとき以外は体を動かして生きてきました。しかし近年は車や電車などの移動手段が発達して歩く機会が減っていることや、テレビやスマートフォンなど動かなくてもできる娯楽などが増えてきたことから、人類史上かつてないほど動かなくなってきているといえます。その結果として、さまざまな健康への悪影響が報告されているのです。

例えばこれまでの研究結果から、座っている時間が長くなるほど死亡リスクが増加することが分かっています。また、日常生活の中で座り過ぎている人は、糖尿病や心臓病のリスクが高まるという研究結果なども報告されています。

座っている時間に注目されるようになったのは最近のことですから、日本人の座っている時間の変化を追った調査はあまりありませんが、2013年の国民・健康栄養調査によれば、座っている時間が1日平均8時間以上と回答したのは男性で38%、女性は33%もいることが分かりました（20歳以上。平日限定）。さらに諸外国の平均座位時間と比べても、日本人の座位時間は非常に長いという報告もあります（健康づくりのための身体活動基準・成人版（案）指針の改訂に関する検討会資料参照）。

　こうして見ていくと、運動がいかに私たちの健康に欠かせないものであるかが分かると思います。そして、それは慢性腎臓病、透析患者さんであっても同様です。

　過去には慢性腎臓病、透析患者さんは安静が必要とされてきた時代もありました。しかし、今ではむしろ慢性腎臓病、透析患者さんも適度な運動をしたほうがよいと考えられるようになっています。もちろん、あまりに体への負担が大きな激しいスポーツや体調が不安定なときの運動、あるいはスポーツをして汗をかくことによって過度に水分摂取をするなどは控えたほうがよいですが、体に負担のない範囲でスポーツを行うことは問題ないと私は考えています。患者さんのなかには趣味でゴルフやテニス、水泳などを楽しんでいる人も多くいますが、どうぞそのまま続けてくださいと伝えています。

　スポーツをすると、体だけでなく気分も爽快になり、治療にも前向きに取り組みやすくなります。またスポーツをするために外に出かけること、あるいは他の人と交流することは社会的なつながりを深めることになって心身の健康をサポートします。定期的にスポーツをすることは、慢性腎臓病、透析患者さんにとっても多くのメリットがあります。

いちばん手軽なウオーキング！

スポーツをする習慣がない人は、まず体への負担が少ない散歩やウオーキングから始めてみるとよいです。ウオーキングは単に体を動かすだけでなく、心にも良い影響を与えます。自然の中や静かな街並みを歩くことで、四季折々の変化を楽しむことができれば気持ちもリフレッシュされます。歩くことで下半身も鍛えられますし、血流も改善されます。Camminare fa bene alla salute!（歩くことは健康に良い！）

特別に道具やユニフォームを用意する必要もなく、やろうと思ったその日からスタートできます。最初の頃は、近所の公園まで歩いてみるだけでもかまいません。家の中にいるよりも、気分が明るくなるのが感じられるはずです。

最初は短い時間や距離から始め、少しずつ歩く時間や距離を増やしていくのが良い方法です。少しずつ歩く距離を延ばしていくことで自然と体力がついて、より長い距離や少し速いペースで歩けるようになります。夏場は熱中症のリスクなどもありますから、朝晩の涼しい時間帯に歩くようにするのも良い方法です。

外に出かける気分ではない日には、家でできるストレッチや体操、ヨガなどを行うのもとても良いことです。今はYouTubeなどで検索すると、多くのストレッチや体操、ヨガなどが出てきますから、自分に合った運動を探すことができます。簡単なストレッチをするだけでも筋肉をほぐして血流を促進させ、体の疲れを和らげることができます。また、ヨガは深い呼吸とゆったりとした動きで心を落ち着け、リラックス効果も期待できます。これらの運動は自宅でも手軽に始められるので、毎日の習慣として取り入れるとよいと思います。

特別なことは何もしなくても、家事でも買い物でもなんでもいいのでとにかく日常生活のなかでこまめに動くことを意識するのも良いことです。掃除でも洗濯でも近所のスーパーへ行くのでもかまいません。掃除も、しっかりやろうとすれば良い運動になります。例えば、床の拭き掃除や窓の掃除などは、体全体を使う動作が多いので思いのほか運動になります。今はロボット掃除機や全自動洗濯機、食器洗い機など各種の便利家電がありますが、あえてそうしたものを使わずに雑巾やほうきで掃除をしてみるのも健康維持には役立ちます。

買い物にしても、今はネットスーパーをはじめとしてさまざまなサービスがありますが、できるだけ自分で歩いて買い物に行き、時間があるときはちょっと遠くのスーパーまで足を延ばすことは良いことです。1回あたり5分、10分でも良いので、継続できる形で運動を日常生活の中に取り入れることが大切なのです。

実際に私自身も学生時代はテニスやスキーなど多くのスポーツを楽しみましたが、医師として日々忙しく働く今はなかなかまとまってスポーツをする時間を作るのが難しくなりました。しかし、そのような中でもちょっとした距離ならばバスやタクシーを使わずに歩くことを意識したり、電車では1駅手前で降りて歩いたりなど少しでも体を動かすようにしています。

また、仕事場には高さを変えられるデスクを導入して、必要に応じてスタンディングデスクにもできるようにするなど座りっぱなしにならないように心がけています。さらにスタッフに何かを伝える必要があるときなども、その都度こまめに立ち上がって本人のところまで伝えに行くなど、一つひとつ挙げてみれば小さなことですが、その積み重ねが重要だと考えています。

これまで私が診てきた患者さんには、ゴルフやテニス、ヨガなどさまざまなスポーツを楽しんでいる方が多くいます。そうした中でも特に印象的なのがDさんのケースです。70代のDさんはテニスが大好きで、生きがいといってもいいほど打ち込んでいました。そんなDさんは、透析が必要になったときに「自分はもう二度とテニスができないかもしれない」と、深く絶望しました。実際に、診察室でのDさんの様子は落胆していて見るのも気の毒なほどでした。

そのようなDさんに、私はテニスをやめる必要はないことを伝えました。しっかりスケジュールどおりに治療を受けて、投薬や食事療法を継続すれば趣味を楽しんでも大丈夫であることを伝えたのです。最初Dさんは半信半疑でしたが、私と一緒にどうすればテニスを続けられるかを考えて、最終的には月曜日と水曜日、金曜日は透析治療を受けて土曜日にはそれまでどおりに仲間とテニスを楽しみ、日曜日はしっかりと休息を取るという生活スタイルを築いていきました。

Dさんが透析をスタートしてから3年が経過しましたが、今でも変わらず透析治療をしながらテニスを楽しんでいます。今では診察室に入ってくるたびに明るい笑顔で「先生、先週は試合で大勝利でしたよ!」などとテニスの成果を報告してくれるようになりました。その元気な様子を見ていると、私のほうも自然と笑顔になります。

診察のたびに「先生のおかげでテニスもできるし、健康を取り戻すことができました。本当にありがとう」と感謝を伝えてくれるDさんの顔を見るたびに、私は「こちらこそ、ありがとうございます」と返します。医師として、患者さんが元気になることを見るのは何よりの喜びです。私たち医療者は、患者さんの笑顔こそがなによりも元気の源になるのです。

社会とつながるために仕事はとても重要

透析治療がスタートすると、多くの人ができなくなると感じることの中に、仕事もあります。しかし仕事については一定の制約はあるものの、透析治療を受けているからといって働けなくなるわけではありません。

働きながら透析治療をする場合、選択肢として夜間透析やオーバーナイト透析がありま す。仕事が終わってから夕方以降に透析治療を受けたり、病院やクリニックに泊まって夜間に透析治療を受けたりすることで仕事を継続できます。

夜間透析とは、午後5時など夕方以降の時間帯に治療をスタートして午後10時頃に終了する透析のことを指します。働きながら透析治療をする場合、仕事終わりにクリニックへ行って夜間透析を受けて、透析が終わってから帰宅するなどのスケジュールが考えられます。

近年は仕事と病気の両立が推進されるようになってきたこともあり、夜間透析を実施する医療機関も増えてきました。一方で、日中の透析治療を実施する医療機関と比べれば数は限られるので、通う医療機関の選択肢が狭まってしまう点などがデメリットとして挙げられます。スタート時間によっては帰宅がかなり夜遅くなることもあるので、帰宅のための移動手段が確保できるかという問題もあると思います。しかし、働きながら透析治療を受けようと思う人にとっては、夜間透析は大きな選択肢となります。

これに対してオーバーナイト透析とは、病院やクリニックに宿泊して寝ている間に治療を受ける透析です。夜間透析とオーバーナイト透析は、どちらも夜間に透析を行う点は一緒ですが、透析にかける時間が異なります。一般的に夜間透析は透析治療を行う時間帯が夜間になるだけであって、透析治療にかける時間は日中の透析と変わりません。

一方でオーバーナイト透析は睡眠中の時間を使って透析を実施するので、6～8時間など日中よりも長い時間透析ができます。長時間透析は標準的な透析治療よりも緩やかに老廃物を除去できるので、体への負担が抑えられる点がメリットとして挙げられます。その反面、夜間透析に比べればまだまだ実施している医療機関が限られるので、通える範囲でオーバーナイト透析を実施している医療機関が見つからないこともあると思います。

あるいは職場の理解を得られれば、夜間透析やオーバーナイト透析でなくても働きながら日中の透析治療を受けられることもあると思います。私のクリニックでも透析ベッドの上でパソコンを使って仕事のやりとりをしている人などもいます。コロナ禍以降、テレワークやオンライン上で完結できる仕事などが増えました。このような仕事であれば、体調次第で日中の透析治療と両立できることもあると思います。

かつて、私が勤務していたクリニックにいたEさんは、透析治療を受けながら働いていました。Eさんは医療事務のベテランでしたが50代で透析治療が必要になり、しばらく仕事からは遠ざかっていたそうです。その後、主治医や家族と相談し、体調を見ながら無理のない範囲で少しずつ仕事に復帰することを決意しました。仕事をリタイアする年齢にはまだ早く、透析治療を受けながらでも社会とのつながりを持ち続けることが生きがいにもなると感じたからです。透析治療を受けながらの仕事は決して簡単ではありませんが、長年の経験を活かし、もともと勤めていた私のクリニックで再び医療事務として働くことになりました。

Eさんは、週3回の透析スケジュールに合わせて、勤務日を調整し、無理のないペースで仕事を続けました。透析治療の日はしっかりと体を休め、それ以外の日には活き活きと仕事に取り組んでいる姿が印象的でした。私がEさんを見ていて感じたことは、むしろ透析患者であることが仕事ではプラスに働いていたということです。なぜなら患者としての自分自身の経験が、患者さんやスタッフとのコミュニケーションに活かされて、患者の立場を理解し、丁寧に接することができていたからです。Eさんはこうした面で、大きな貢献をしてくれました。

Eさんは「透析治療を受けていても、できることはたくさんあります。何よりも体調を見ながら無理せず、自分に合った働き方を見つけられたことがうれしいです」と笑顔で話していました。最終的には夫の転勤によって退職することになりましたが、Eさんの前向きな姿勢と透析治療との両立は、ほかの患者さんにとっても大きな励みとなり、希望を与えてくれるものだったと感じています。

透析治療を受けていても、楽しみを諦める必要など一つもありません。真面目に治療に取り組もうとする人ほど「あれをしてはいけないのではないか」「これもやめたほうがよいのではないか」と考えがちですが、難しく考え過ぎることはないと個人的には考えています。日々の楽しみを見つけながら気長に病気と付き合っていくことが、透析治療には大切だと考えるからです。

透析治療によってせっかく手に入れた命なのですから、楽しく幸せに生きてほしいと医師として感じています。では、どうすればその患者さんが安全に楽しく過ごすことができるのか。それを考えるのが専門家としての医師の役割だとも思っています。患者さんが楽しみを諦めず、かつ安全に治療を継続できるように、医師として専門知識をすべて還元して患者さんをサポートし続けたいと思っています。

［ 第 5 章 ］

Sorriso《ソリソ》 e《エ》 Sano《サーノ》
（笑顔と健康）
命ある限り、
笑顔で人生を過ごそう！

感謝の気持ちで楽しい第2の人生を！

私はこれまで、透析生活の中でも自分らしく充実した日々を過ごす患者さんに多く出会ってきました。その一方で、透析導入が決まった途端に地獄の底に突き落とされたような様子になり、それ以降どんどん元気をなくしていった人もゼロではありませんでした。透析治療が必要でも自分らしく楽しく過ごせる人とそうではない人の違いは何かを私なりに考えたところ、やはり根底には「感謝」があるのではないかと思うようになりました。

透析治療を受けながらでも笑顔で過ごしている患者さんは、治療によって長らえた人生に感謝して、支えてくれる家族にも感謝をして、さらに治療を行っている私たち医療チームにも感謝を示してくれます。そのような感謝の気持ちに支えられながら、透析治療で手に入れた「第2の人生」を楽しく過ごそうとその人なりに心を決めて日々を過ごしているように感じられるのです。

透析を始めること自体が大きな不安や恐怖を伴いますし、その気持ちは誰にでも理解できるものです。しかし、そこから前向きな視点をもち、治療を通じて得られる命や健康に感謝することが、透析生活をより充実したものにする大きな鍵ではないかと私は感じています。

感謝の気持ちは、生活の質にも直結します。透析治療を「苦しみ」としてとらえるのではなく「生きるための支え」として感謝し、その日々の中で楽しみや喜びを見つけることで、患者さん自身の生活が変わっていくのを何度も目にしてきました。小さなことにも感謝し、前向きな気持ちをもつことで、透析治療が単なる医療行為にとどまらず、その人の新しい人生を支える土台となっているのです。

「一病息災」と笑って過ごす90代の患者さん

日々の診療において、患者さんから教わることも多いと感じています。例えば100歳近い年齢で外来に通い続けて透析治療を受けているFさんがいます。Fさんは90代とは思えないほど元気で、その健康ぶりは年齢から考えて誰もが驚くものです。私はこの患者さんと会うたびに、むしろ自分自身が元気をもらっているような気がしています。私は医師として医療サービスを提供していますが、反対に患者さんからは生きる知恵と勇気をもらっているように感じるのです。

Ｆさんは足腰が丈夫でかくしゃくとしていて、歩き方も年齢を考えると驚くほどしっかりしています。また補聴器も使わず、いつもニコニコと穏やかな笑顔を浮かべ、まるで心配ごとなどないようにすら見えます。そのような彼を見ていて思うことは「心配し過ぎないこと」です。細かなことにこだわらず、あまりイライラすることもなく、何事も静かに受け入れる姿勢を身につけているように感じます。心配し過ぎることがないせいでストレスを溜めることが少なく、心の余裕が身体の健康にもつながっているのかもしれません。特に長寿の人に見られる特徴として、日々のちょっとした出来事にクヨクヨせず、明るく笑顔で過ごすことが挙げられます。彼らを見るたびに私は「これこそが健康を維持する秘訣なのだ」と実感しています。

Ｆさんの口癖は「一病息災」です。この言葉には、たとえ病気を抱えていても、それを過度に気に病まず、むしろその病気をきっかけにして、健康を維持するための行動を積極的に取り入れていこうという前向きな意味が込められているように思えます。この言葉には自分に降りかかった病気を「人生の終わり」や「苦しみ」としてネガティブにとらえるのではなく、起きてしまったことは受け入れたうえで、どうすればその状態の中でより良い生活を送れるかを考える姿勢を意味しているのではないかと私は考えています。

例えば、多少、体のどこかに不調があっても、それを克服しようと無理にあがくことが必ずしも正解とは限りません。そうではなく自分の体や病気と向き合いながら、今の自分にできることを探し、それを少しずつ実践していくことが結果的に健康維持につながるのではないかとも感じています。

Fさんは、まるで「少しくらいの病気があっても、それは人生の一部だ」とでも言うかのような、穏やかな態度をいつも見せてくれます。そのおおらかな心のあり方や日々の笑顔が、彼の長寿や健康維持に大きく貢献しているのです。日常生活で起こる小さな出来事に一喜一憂するのではなく、すべてを静かに受け入れて体と心を大切にしながら笑顔で生きているFさんの姿勢から学ぶことは非常に多いと感じています。

私たちが生きる現代社会は情報過多となっています。インターネットやテレビ、雑誌など、健康に関するさまざまな情報が簡単に手に入るようになりました。それ自体は非常に便利なことですが、実は、科学的根拠に乏しく、不確かな情報が多過ぎるのも実情です。

情報リテラシーといいますが、その情報は本当に正しいのか、1回は疑ってみることが大切です。また、その情報を提供している源はどこなのか、しっかりと確認するくせをつけましょう。政府や公的機関が出している情報、きちんとした学会が出している情報は信頼度が高いと医師の私は判断しています。しかしそれに気をつけていてもなお、情報過多のあまり何を信じてよいのか分からず、過剰に心配してしまう人も増えています。病気や治療に関する雑多な意見や治療法が飛び交うなかで「これをしなければならない」「こうしなければ健康になれない」と思い込み、そのストレスによりかえって心や体に負担をかけてしまうのです。

私たちにとって本当に必要なことは、情報に振り回されることなく、自分自身と向き合って必要なことを冷静に見極める心のゆとりです。一病息災を口癖にしているFさんのように、穏やかに自分の体と向き合い、無理をせずにできることを少しずつ実践する姿勢が長寿や健康維持につながると感じます。情報過多の時代だからこそ情報に振り回されず、正しい情報を見極め、どっしりとおおらかに構えるくらいがちょうど良いのかもしれません。

笑顔（il riso, sorriso）は、実は人間にしかできない特別なことです。動物たちも喜びや安心、愛情を示すことはありますが、私たち人間のように笑顔で感情を表現することはできません。笑顔を通じて、私たちは相手に対して「大丈夫だよ」「安心していいよ」という気持ちを伝えたり、感謝や喜びを共有したりすることができます。これは、人間が長い進化のなかで身につけた、他者とのコミュニケーションを豊かにするための高度な能力です。

笑顔がつながってみんなが幸せに

笑顔には、ただ表情を変える以上の意味があり、周りの人との関係を深めたり、場の雰囲気を和らげたりする力があります。誰かが笑顔を向けてくれると、自然とこちらも笑顔になり、心が温かくなります。それは、笑顔が私たちの心と心をつなぐ特別な方法だからです。

患者さんの笑顔を守るためには、まずしっかりとした治療で身体を元気に保つことが何より大切です。そのために、私たちは最新の医療技術と知識を絶えず学び、患者さん一人ひとりに最適な治療を提供し続けていきたいと思っています。例えば透析治療で避けられない針刺しの痛みも、技術の進歩によって以前よりずいぶん緩和されるようになりました。私はこれまで痛み緩和に関する研究を行って、論文執筆や学会での発表を多数経験してきました。

そのような私の研究活動は、すべては患者さんの負担を少しでも減らしたいからです。私たち医療者は日々学び続け、その結果を患者さんにすべて還元する義務があると私は信じています。最新の医療技術・知見を用いて患者さんがより快適に、そして笑顔で治療を受けられる環境を作り出すことが、私たち医療者の使命なのです。

私自身、患者さんの治療と向き合うなかで乗り越えなければならないと感じる出来事にぶち当たることもありました。特に自分自身でクリニックを運営していると患者さんの治療のことだけではなくスタッフ一人ひとりのことや行政とのやりとり、経営面での気配りなどさまざまなことがのしかかってきます。また、どれほど全力を尽くしても患者さんの状態が思わしくないときなどに、自分の無力さを感じたことは一度や二度ではありません。

しかし、そんなときこそ、私は笑顔を意識してきました。笑顔には、自分自身の心を落ち着かせ、前向きにする力があります。そして、笑顔を向けることで、患者さん、一緒に働くスタッフに安心感を与えることができます。どんなにつらい状況でも、患者さんにとって医療者の笑顔は一種の「希望」となることがあります。私たちが笑顔を絶やさずに接することで、患者さんは少しでも気持ちが楽になって前向きに治療に取り組めるようになることも数え切れないほどありました。

笑顔は不思議な力をもっていて、周囲の人にも自然と伝染します。誰かが笑顔で接してくれると、こちらもつられて笑顔になり、心がほぐれてリラックスした気持ちになります。笑顔は、ただの表情ではなく、感情を共有し、場の雰囲気を明るくする力をもっているからです。職場や家庭、治療の場でも、笑顔を意識することで周りの空気が柔らかくなり、コミュニケーションがスムーズになっていくのです。

患者さんに対してだけではなく、一緒に働くチームのスタッフとの関係においても笑顔は重要です。笑顔を意識することでチーム全体の雰囲気が明るくなり、より良い治療環境が生まれます。自分が疲れたときでも笑顔を意識することで、その場の空気が和らぎ、少しずつ気持ちが軽くなることを何度も経験してきました。笑顔は、自分自身を励まし、周囲を支える力となるのです。

だからこそ、私はどんなに大変なときでも、患者さんの前に立つときは笑顔を忘れないように心がけてきました。ユーモアももちろん、忘れていません。

アイドル好きのミーハーで、少しひょうきんな私は、ラ・サール高校時代、ファンクラブに入っていた河合奈保子さんのモノマネが得意で、高校の文化祭のザ・ベストテンで「ナ・オ・コ！」コールを受けながら『コントロール』と『デビュー～Fly Me To Love～』の代表的な2曲を完璧な振り付けで熱唱しました。竹内まりやさん作詞・作曲の『けんかをやめて』はアンコール（bis）で好評を博しました。観客のみなさんの笑顔は、舞台に立つ私をも元気にしました。

笑顔は伝染して、みんなが元気になることを、高校時代から体感していたわけです。

笑顔で接することで、患者さんとの信頼関係も深まり、治療の効果が高まると信じています。笑顔は、困難な状況を乗り越えるための私自身の大切な武器であり、患者さんの力にもなると信じて、これからも笑顔を大切にしながら患者さん一人ひとりに寄り添っていきたいと思っています。

おわりに

私が腎臓を専門とする医師になって約25年が経過しました。そしてその間、数え切れないほどの患者さんと向き合うなかで、医療技術や薬だけでは解決できない部分があることを実感してきました。どんなに医療が進歩しても画期的な新薬が登場しても、患者さん自身が暗く落ち込んで、病気に立ち向かう気力がない状態では医師にできることは限られてしまいます。反対に、患者さん自身が明るく前向きであれば、治療の成果を最大限に引き出すことができるのです。

患者さん自身がどんな心構えで治療に向き合うかが、治療の成功やその後の生活に大きな違いをもたらします。やはり「明るく前向きな考え方（l'animo lieto）」が患者さんの人生を充実したものにしてくれると思います。ですからこの本では笑顔をテーマに、患者さんが前向きな心をもてるような内容をできる限り集めました。

世の中には医療情報が多くあふれていますが、笑顔や心の持ち方、前向きな姿勢といった心構えに触れた本は、あまり多くないように感じています。だからこそ私は、病気に立ち向かうすべての人に、単なる治療の情報以上に重要なことを伝えたいと思いました。

慢性腎臓病、透析患者さんの多くは「あれもだめ、これもだめ」と制限ばかりを突きつけられ、気持ちが落ち込んでしまうことが少なくありません。しかし、私はそうではないことを伝えたいと強く感じました。慢性腎臓病の治療、透析治療を受けながらでも、自分らしく前向きに生活を楽しむことができる選択肢や方法がたくさんあります。そのことを知ってもらい、患者さんが少しでも明るい気持ちで日々を過ごせるようになってほしいという願いで書いたのがこの本です。

特に「ほどよい食事（la dieta moderata）」についてページの多くを割きました。ポイントは、塩分は控えめ（basso contenuto di sale）に、カロリーはしっかり（ricco di calorie）です。腎臓病学・栄養学的に少し踏み込んでいうならば、塩分は「ほどよく薄味」にし、エネルギーを炭水化物や脂質から十分にとったうえで、尿素を増やさないように（＝採血でＢＵＮ〈血中尿素窒素〉や血中リン〈Ｐ〉濃度が上がり過ぎないように）、「タンパク質の摂取をほどよくする食事」が、慢性腎臓病・透析患者さんにはとても大切なのです。

また、笑顔であることの大切さを伝えると同時に、患者さんにとって有益な正しい情報を伝えたいという思いもありました。今の時代、インターネットを使えばどんな情報でも簡単に手に入りますが、情報が多過ぎるがゆえに患者さんが混乱してしまい、かえって正しい情報から遠ざかっていることがあると感じたからです。特に高齢の患者さんにとって、インターネットの活用はハードルが高く、結果として役立つ情報にアクセスできないまま過ごしている人が多いように思います。

そのため、この本では笑顔や前向きな心の持ち方に焦点を当てたうえで、患者さんの日々の生活のなかで実際に役立つ情報や正しい知識もできる限り盛り込むようにしました。私のクリニックの管理栄養士の秋葉直子（腎臓病療養指導士）、技士長の安部瑞歩、事務統括の小牧潤也に深謝します。私たち医療者が提供する情報やアドバイスは、患者さんが安心して治療を続けられるための大切な手がかりになると信じています。

患者さん自身が笑顔を取り戻し、前向きに治療と向き合うことでこそ医療の力は最大限に発揮されます。慢性腎臓病や透析の治療を受ける患者さんが、心の中に希望の光を見つけ、その人らしい生活を取り戻すためのヒントとなるよう、この本が少しでも役立てば幸いです。

Ci vediamo presto. Spero che tutti stiate bene!（またお会いしましょう。お元気で！）

内村　英輝（うちむら　ひでき）

1970年鹿児島市生まれ。幼少期から在宅診療を行う開業医の父の姿を見て育ち、自然と医師への道を志す。地元のラ・サール中学校・高等学校を経て、1997年に慶應義塾大学医学部を卒業。その後、同大学の腎臓内分泌代謝内科学教室に入局し、進行性腎炎の研究（猿田享男教授）で2006年に医学博士号を取得。平塚市民病院内科医長を経て、菊名記念クリニック（透析専門）で院長を務めたのち、2019年に内村内科・腎クリニックを横浜の日吉に開設。腎臓病、高血圧、糖尿病、内分泌疾患をはじめとした生活習慣病の全般、および人工透析の治療を特に専門としている。

日本内科学会認定総合内科専門医、日本腎臓学会認定専門医、医学博士。

医師になってから激務の毎日に疑問を抱き、ラテン文化に目醒める。ことイタリア文化に傾倒。専門の腎臓病は、ミラノの医学校で手にした教科書を原文で読みこなす。

本書についての
ご意見・ご感想はコチラ

楽しみを諦めない！
腎臓病・透析ポジティブ生活

二〇二五年一月二二日　第一刷発行

著　者　内村英輝
発行人　久保田貴幸
発行元　株式会社　幻冬舎メディアコンサルティング
〒一五一-〇〇五一　東京都渋谷区千駄ヶ谷四-九-七
電話　〇三-五四一一-六四四〇（編集）
発売元　株式会社　幻冬舎
〒一五一-〇〇五一　東京都渋谷区千駄ヶ谷四-九-七
電話　〇三-五四一一-六二二二（営業）
印刷・製本　中央精版印刷株式会社
装　丁　加藤綾羽

検印廃止

Printed in Japan　ISBN 978-4-344-94874-7 C0247
幻冬舎メディアコンサルティングHP　https://www.gentosha-mc.com/